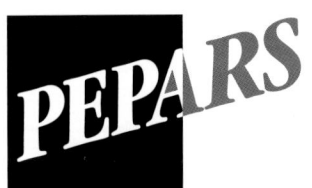

【ペパーズ】
編集企画にあたって…

　今回，編集顧問・主幹の先生方のご厚意をいただき，「切断指再接着術マニュアル」を編集企画させていただきました．

　本邦では 1968 年小松・玉井による母指完全切断再接着が最初の報告で，初期の生着率は決して高いものではなく，手術用顕微鏡・マイクロ用針付き縫合糸・鋼製小物の進歩とともに術者の技術も向上してきました．1985 年には山野らが指尖部の再接着に対し，ウルトラマイクロサージャリーテクニックで高い生着率を報告しています．縫合法も eccentric biangulation 法，symmetric biangulation 法に始まり，back wall technique，untied stay suture 法などが報告され，切断指の生着率は著しく向上してきました．

　現在では生着率を競う時代ではなくなり，機能的・整容的な問題をいかに克服していくかが問われるようになってきました．そのため指に対する血管柄付きの遊離皮弁・爪移植・関節移植も行われるようになってきました．今回の「切断指再接着術マニュアル」ではその分野において豊富な経験をお持ちで，臨床の第一線でご活躍の先生方にお願いし，その手術手技を中心に，臨床解剖，ポイントを解りやすくイラスト・写真を用いて解説していただきました．具体的には，血管吻合については長谷川健二郎・稲川喜一先生に，実際の再接着のポイントについては，服部泰典先生・森谷浩治先生に，各種血管柄付き遊離皮弁については五谷寛之先生・河村健二先生・光嶋　勲先生に，血管柄付き爪移植については田中克己先生に，血管柄付き関節移植については坪川直人先生にお願いしました．特にこれから切断指再接着術を始める先生には是非一読していただきたい特集になったと考えております．

　本書が切断指再接着を行う際に，若い形成外科医・整形外科医・手外科医だけでなく，経験豊かな先生方まで，手術手技マニュアルとして診療の一助となることを祈ってやみません．

2015 年 10 月

長谷川健二郎

KEY WORDS INDEX

和文

― あ 行 ―
ウルトラマイクロサージャリー 1

― か 行 ―
近位指節骨間関節 68
血管端側吻合 8
血管端々吻合 8
血管吻合術 8
後療法 29

― さ 行 ―
再接着 38
再接着術 8,29
指掌再建 51
指尖部再接着術 1,22
指尖部切断 1,22
手指切断 29
静脈移植 22
静脈うっ血 22
静脈皮弁 38
静脈吻合 22
神経修復 29
スーパーマイクロサージャリー 1,22
切断指 8
穿通枝皮弁 45,51
足趾移植 59
足趾関節移植 68
足底再建 51

― た 行 ―
中央索 29
爪再建 59

― な 行 ―
内側足底動脈穿通枝皮弁 51
軟部組織再建 45

― は 行 ―
腓骨動脈穿通枝皮弁 45
母指再建 59

― ま 行 ―
マイクロサージャリー 1,8,45

― や 行 ―
遊離血管柄付き組織移植 68
遊離皮弁 45

欧文

― A・C ―
amputated finger 8
central band 29

― D・E ―
digital amputation 29
digital palmar reconstruction 51
end to end anastomosis 8
end to side anastomosis 8

― F ―
fingertip amputation 1,22
fingertip replantation 1,22
free flap 45
free toe transfer 59
free vascularized tissue transfer 68

― M・N ―
medial plantar artery perforator flap 51
microsurgery 1,8,45
nail reconstruction 59
nerve repair 29

― P ―
perforator flap 45,51
peroneal artery perforator flap 45
plantar reconstruction 51
proximal interphalangeal joint 68

― R・S ―
rehabilitation 29
replantation 8,29,38
soft tissue reconstruction 45
supermicrosurgery 1,22

― T・U ―
thumb reconstruction 59
toe joint transfer 68
ultramicrosurgery 1

― V・W ―
vascular anastomosis 8
vein graft 22
venous anastomosis 22
venous congestion 22
venous flap 38
wrap around flap 59

WRITERS FILE

ライターズファイル（五十音順）

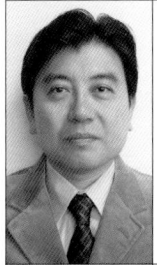

稲川 喜一
（いながわ きいち）
1991年 筑波大学医学専門学群卒業
1993年 国立水戸病院整形外科
1993年 鳥取県立中央病院形成外科
1994年 川崎医科大学形成外科，臨床助手
1997年 同，講師
2009年 岡山大学大学院修了
2009年 川崎医科大学形成外科，講師
2010年 同，教授

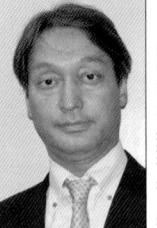

五谷 寛之
（ごたに ひろゆき）
1988年 大阪市立大学卒業
1995年 同大学大学院医学研究科博士課程修了
1996年 フランスナンシー医科大学，フランスの外科研究所留学
1998年 大阪市立大学大学院医学研究科，助手
2002年 同，講師
2007年 清恵会病院，センター長
2009年 大阪市立大学整形外科，臨床教授兼任
2013年 静岡理工科大学手外科微小外科領域先端医工学講座，主任教授兼任
2015年 大阪掖済会病院副院長，手外科外傷マイクロサージャリーセンター，センター長

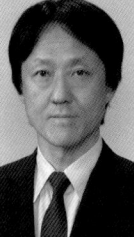

長谷川健二郎
（はせがわ けんじろう）
1985年 川崎医科大学卒業
同大学整形外科入局
1996年 同大学整形外科，講師
1998年 シンガポール国立大学留学
1999年 川崎医科大学整形外科，講師
2006年 岡山大学形成外科，講師
2013年 同，准教授
2014年 川崎医科大学整形外科，准教授
2015年 同大学手外科・再建整形外科，特任教授

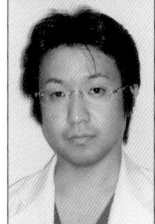

河村 健二
（かわむら けんじ）
1999年 奈良県立医科大学卒業
2005年 米国ミシガン大学形成外科留学
2006年 奈良県立医科大学大学院修了
2007年 同大学救急医学，助教
2010年 市立奈良病院四肢外傷センター
2012年 同，医長
奈良県立医科大学，臨床准教授

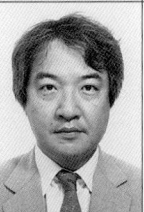

田中 克己
（たなか かつみ）
1984年 長崎大学卒業
同大学形成外科入局
1988年 松江赤十字病院形成外科
1989年 大分中村病院形成外科
1992年 長崎大学形成外科，助手
1999年 同，講師
2003年 同，助教授
2008年 同，准教授

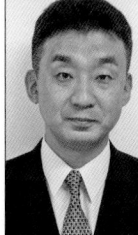

服部 泰典
（はっとり やすのり）
1991年 山口大学卒業
同大学整形外科入局
1992年 島根県立中央病院整形外科
1995年 小郡第一総合病院整形外科
1998～99年 台湾 Chang Gung Memorial Hospital 形成外科，microsurgery clinical fellow
1999年 小郡第一総合病院整形外科，副部長
2002年 同，部長
2008年 山口大学医学部，臨床教授（兼任）

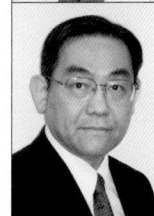

光嶋 勲
（こうしま いさお）
1976年 鳥取大学卒業
東京女子医科大学一般外科，医療練士
1977年 東京大学形成外科，研修医
1983年 筑波大学形成外科，講師
1990年 川崎医科大学形成外科，助教授
1996～97年 ハーバード大学留学
2000年 岡山大学形成再建外科，教授
2004年～ 東京大学形成外科・美容外科，教授
2009～10年 国立シンガポール大学，senior consultant
2011年 スタンフォード大学，客員教授
2012年～ バルセロナ大学，客員教授

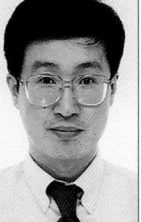

坪川 直人
（つぼかわ なおと）
1985年 新潟大学卒業
同大学整形外科入局
1986年 燕労災病院整形外科
1989年 新潟県立吉田病院整形外科
1990年 新潟大学整形外科
1992年 新潟中央病院整形外科
1994年 ニューヨーク州立シラキュース大学留学
1995年 水戸済生会病院整形外科
新潟手の外科研究所
燕労災病院整形外科，手のセンター
1997年 （財）新潟手の外科研究所，研究部長
2007年 同，所長

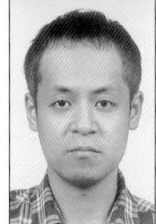

森谷 浩治
（もりや こうじ）
1995年 新潟大学卒業
同大学整形外科入局
1996年 新潟中央病院整形外科
1997年 佐渡総合病院整形外科
1998年 新潟大学整形外科
1999年 聖隷浜松病院整形外科
2002年 立川綜合病院整形外科，医長
2004年 聖隷浜松病院手の外科・マイクロサージャリーセンター，主任医長
2008年 （財）新潟手の外科研究所
2009年 同，研究部長

前付 3

CONTENTS

切断指再接着術マニュアル

編集/川崎医科大学手外科・再建整形外科学教授　長谷川健二郎

指尖部（zone Ⅰ・Ⅱ）血管吻合術：Untied Stay Suture 法による
指尖部再接着術……………………………………………………………長谷川健二郎　1

　　　　指尖部再接着において，外径 0.3～0.5 mm 以下の超微小血管吻合には Untied Stay Suture 法が有用であり，その手術手技について紹介する．また，両端針付きナイロン縫合糸を用いることにより Untied Stay Suture 法の効果は最大限に発揮される．

指（zone Ⅲ・Ⅳ）血管吻合術……………………………………………稲川　喜一　8

　　　　zone Ⅲ・Ⅳ レベルの切断指再接着術では，径 1 mm 以下の血管吻合が必要である．吻合血管を愛護的に扱い，吻合部が狭窄しないように外反させて，内皮でスムーズに被われるよう縫合する必要がある．

指尖部（zone Ⅰ・Ⅱ）再接着術…………………………………………服部　泰典　22

　　　　Minor injury の指尖部切断では，合併症を起こすことなくスムーズに再接着を成功させるのが原則であり，その成功の鍵は静脈吻合である．

玉井分類 zone Ⅲ・Ⅳ切断指に対する再接着術…………………………森谷　浩治　29

　　　　固有指部における切断指の機能回復は不良であるが，これを少しでも改善させるためには近位指節間関節の伸展不全を生じさせずに，同部の屈曲可動域の増加を目指さなくてはならない．

切断指再接着，再建における静脈皮弁の役割……………………………五谷　寛之　38

　　　　切断指再接着において静脈皮弁は，血管と皮膚欠損の双方を補填することができ，採取手技も容易で伝達麻酔下でも施行可能であり，知覚皮弁として指尖再建に用いることができる．一方，口径差を考えて血管吻合を行う必要性があるほか，うっ血の可能性があり，可能であれば静脈吻合を追加することが必要である．

◆編集顧問／栗原邦弘　中島龍夫
◆編集主幹／百束比古　光嶋　勲　上田晃一

【ペパーズ】
PEPARS No.107/2015.11◆目次

腓骨動脈穿通枝皮弁を用いた手指および足趾軟部組織再建 ………………河村　健二ほか　**45**
腓骨動脈穿通枝皮弁は，穿通枝と指動静脈の口径が合うために指の軟部組織欠損の再建に有用である．皮弁は薄くしなやかであるため指背の大きな皮膚欠損の再建に最もよい適応がある．

内側足底動脈穿通枝皮弁による指掌再建 ………………………………光嶋　勲ほか　**51**
内側足底穿通枝皮弁は採取時間が短く，筋膜を含めないため皮弁採取部の足底知覚神経が露出せず低侵襲再建術が可能である．今後多用される可能性は大きいが術式と適応に関して若干の問題点もあるのでその適応については慎重であるべきである．

Wrap around flap・爪移植 ……………………………………………田中　克己　**59**
Wrap around flap において良好な成績を得るためには臨床解剖や手術手技などの基本的事項を熟知することが重要である．

血管柄付き遊離関節移植術 ………………………………………………坪川　直人　**68**
足趾血管柄付き関節移植は技術的に難しいが，成人，小児の指 PIP 関節の再建には最適な方法である．伸展不足に対して，伸筋腱の縫合方法，後療法は重要である．

| ライターズファイル …………………………… 前付 3
| Key words index ……………………………… 前付 2
| PEPARS　バックナンバー一覧 ……………… 80，81
| PEPARS　次号予告 …………………………… 82

「PEPARS®」とは <u>P</u>erspective <u>E</u>ssential <u>P</u>lastic <u>A</u>esthetic <u>R</u>econstructive <u>S</u>urgery の頭文字より構成される造語．

新刊書籍

複合性局所疼痛症候群 (CRPS)をもっと知ろう
―病態・診断・治療から後遺障害診断まで―

編集 堀内行雄(川崎市病院事業管理者)

日常診療で鑑別に頭を悩ませたことはありませんか？

治療に難渋する「痛み」を伴うCRPSの"今"をわかりやすくまとめました．診断や治療にとどまらず、後遺障害診断や類似疾患まで網羅！早期診断・早期治療のための必読書です！！

オールカラー B5判 130頁 定価(本体価格 4,500円＋税)

<目次>
Ⅰ．病 態
　CRPS：疾患概念の変遷と最新の研究動向
Ⅱ．診 断
　CRPS診断の実際―判定指標と診療方針の概論―
　CRPSの画像診断―BMD計測およびMRSによる診断―
Ⅲ．治 療
　早期CRPSの考え方とその対策―超早期ステロイド療法の実際を含めて―
　CRPS様症状を訴える患者への精神科的アプローチ―鑑別診断も含めて―
　CRPSの薬物療法―病状，病期による薬物の選択―
　CRPSに対する漢方治療の実際
　CRPSのペインクリニックにおける治療―早期治療と慢性疼痛対策―
　温冷交代浴の理論と実際
　CRPSに対するリハビリテーションの実際
　CRPS type Ⅱの手術療法
　CRPSに対する手術治療―病態別治療と生体内再生治療―
Ⅳ．後遺障害
　CRPSの後遺障害診断―留意点とアドバイス―
Ⅴ．関連・類似疾患
　採血による末梢神経損傷とCRPS
　ジストニアの診断と治療
　線維筋痛症(機能性疼痛・中枢機能障害性疼痛)の診断と治療，診断書記載

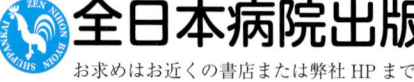

全日本病院出版会　〒113-0033 東京都文京区本郷3-16-4　Tel:03-5689-5989
　　　　　　　　　http://www.zenniti.com　　　　　　　　　Fax:03-5689-8030
お求めはお近くの書店または弊社HPまで

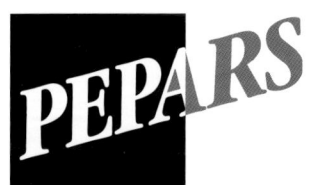

◆特集/切断指再接着術マニュアル

指尖部(zone Ⅰ・Ⅱ)血管吻合術：Untied Stay Suture 法による指尖部再接着術

長谷川健二郎*

Key Words：指尖部切断(fingertip amputation)，指尖部再接着術(fingertip replantation)，マイクロサージャリー(microsurgery)，ウルトラマイクロサージャリー(ultramicrosurgery)，スーパーマイクロサージャリー(supermicrosurgery)

Abstract 指尖部再接着術においては，外径 0.3〜0.5 mm 以下の超微小血管吻合を必要とすることが多い．これを確実に吻合するためには従来のマイクロサージャリーテクニックでは困難であり，我々は新しい吻合方法として Untied Stay Suture 法を考案した．Untied Stay Suture 法は，1st・2nd stay suture を untied にして牽引をかけ，後の針の刺入を易しくする方法である．また，外径 0.3〜0.5 mm 以下の超微小血管吻合を行う場合，鑷子を内腔に差し込むことができないために，外側から内側(outer to inner)への針の刺入が非常に困難であった．これに対し，マイクロ用両端針付きナイロン縫合糸を用いることにより，内側から外側(inner to outer)の運針だけで吻合が可能となった．両端針付きナイロン縫合糸は Untied Stay Suture 法と組み合わせることによりその効果は最大限に発揮される．

はじめに

我々は指尖部損傷の治療において次のことに注意して治療を行っている．1) 治療により関節可動域制限を起こさないこと，2) 健側に近い知覚を獲得すること，3) 爪を含めた指尖部の良好な形態を再建することである．

指尖部切断，特に爪レベルの切断(玉井分類[1]：zone Ⅰ)では，再接着術を行う場合，外径 0.3〜0.5 mm 以下の超微小血管を吻合することが多い．そのため吻合には ultramicrosurgery[2] の手技が必要とされ，熟練した術者だけが行える手術であった．これに対し我々は Untied Stay Suture 法を考案し，吻合方法でこの問題点を解決してきた[3]〜[5]．さらに，マイクロ用両端針付きナイロン縫合糸を用いることにより，鑷子を内腔に差し込むことができない超微小血管でも，内側から外側(inner to outer)の運針で容易に吻合が可能と

なった[6]．

Untied Stay Suture 法による zone Ⅱ 指尖部再接着術(図 1)

切断指における玉井の zone 分類[1] では指動脈のアーチを境に zone Ⅰ と zone Ⅱ に区分されている．爪レベルが zone Ⅰ で，zone Ⅱ は爪の基部から DIP に相当する．Zone Ⅱ では動脈・静脈の血管径は 0.5〜1 mm と比較的大きく，従来のマイクロサージャリーでも吻合は可能であるが，Untied Stay Suture 法を用いることにより，若いマイクロサージャンでも容易に吻合が可能となる．針は 10-0 ナイロンまたは 11-0 ナイロンを用いる．

まず 1st stay suture を，最も針の入れやすい表面(前壁)から刺入し，結紮せずに untied にする．この糸は抜けないように血管クリップで 2 本まとめて挟んでおく(この時，血管クリップは脳外科で使用する杉田の血管クリップが最も適している(図 2-a)．ディスポーザブルの血管クリップでは 11-0 ナイロン糸は把持できない)．この糸を利用して，

---

* Kenjiro HASEGAWA，〒701-0192　倉敷市松島 577　川崎医科大学手外科・再建整形外科，教授

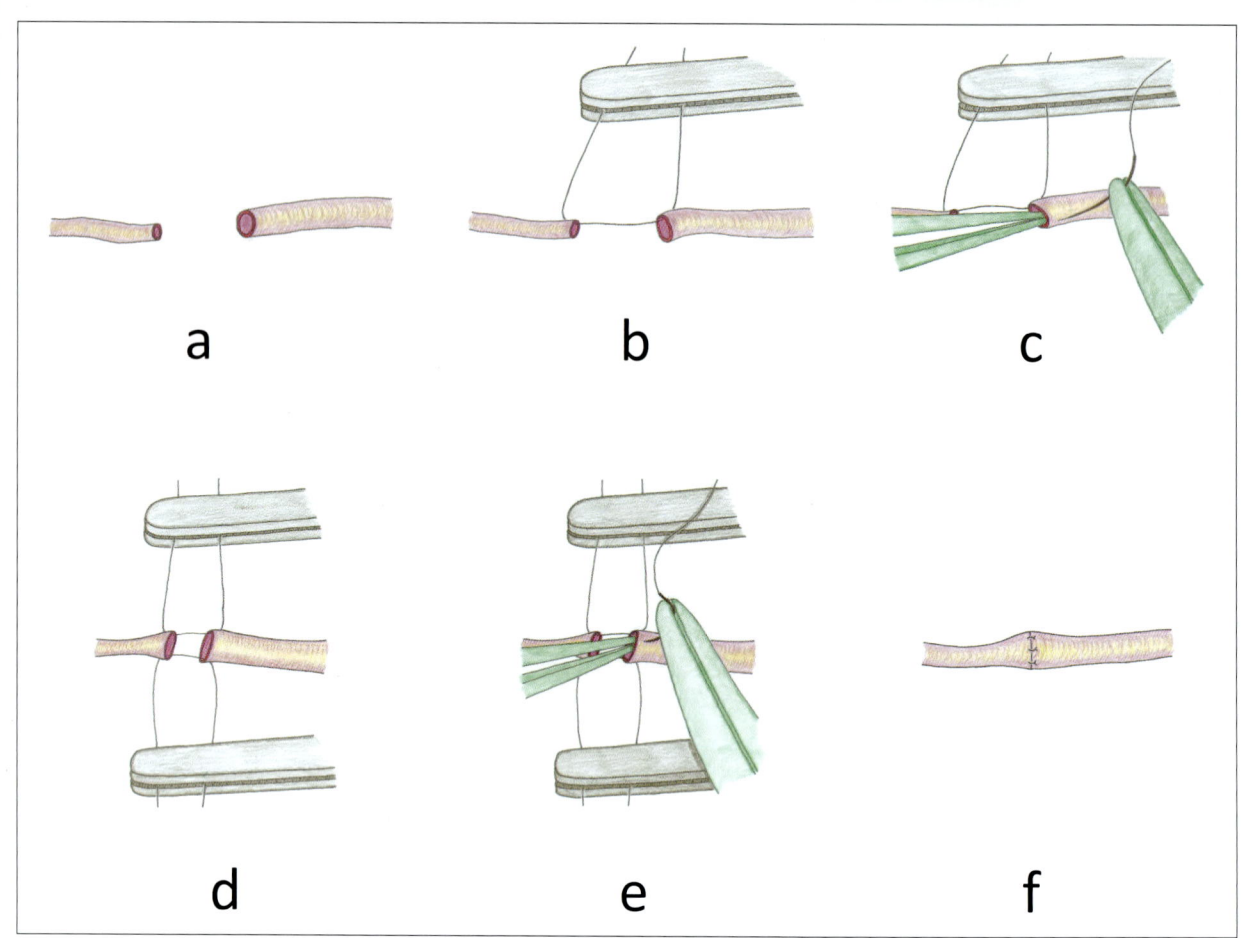

図 1. Untied Stay Suture 法

血管を 90° 回転させ(図 1-b),次に,1st stay suture から 180° 対側に 2nd stay suture を通し(図 1-c),この糸も結紮せずに untied にし,同じサイズの血管クリップをかける(図 1-d).両方の糸に適度の牽引をかけることにより血管の内腔が確認しやすくなり,血管壁に緊張がかかるため次の針の刺入はより簡単になってくる.次に第 3 針目(4 針目)を通し,結紮する(図 1-e).片側の縫合が終了したら,1st stay suture を元の位置に戻し,今度は反対側に 90° 回転させる.同様に第 4 針目(5 針目)を通し,結紮する.そして必ず,裏側になる 2nd stay suture を先に結紮し,1st stay suture を元の位置に戻し,結紮して吻合を終了する(図 1-f).術後の抗凝固療法として,ヘパリンナトリウム 18,000 単位/日,プロスタグランディン製剤 120 μU/日,ウロキナーゼ 240,000 単位/日を基本として 7 日間投与している.

Untied Stay Suture 法による zone I 指尖部再接着術(図 3)

指尖部切断(玉井分類:zone I)では,外径 0.3~0.5 mm 以下の超微小血管を吻合することが多い.血管径が極端に小さくなると,鑷子を内腔に差し込むことができないために,外側から内側(outer to inner)への針の刺入が非常に困難となるため,針はマイクロ用両端針付きナイロン縫合糸の 11-0 ナイロンまたは 12-0 ナイロンを用いる(図 2-a).鑷子はラウンドハンドルタイプの No. 5 マイクロ鑷子が先端プラットホーム付きで操作性に優れており便利である(図 2-b).血管の吻合法は zone II と同様に Untied Stay Suture 法を用いる(図 3).

再接着術のポイントは切断指側の動脈と静脈の同定である.同定は顕微鏡下で慎重に行う必要が

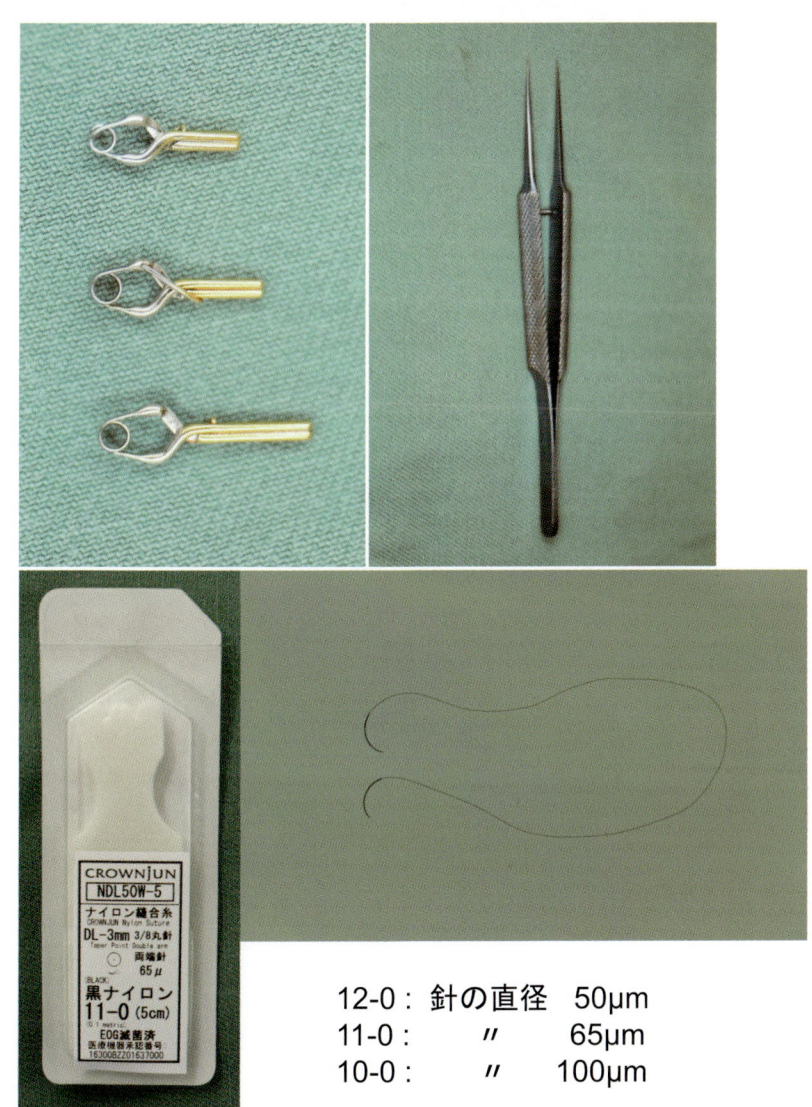

```
12-0： 針の直径  50μm
11-0：   〃    65μm
10-0：   〃    100μm
```

図 2. 手術器具
a：杉田クリップ(ミズホ)
b：スーパーマイクロピンセット(村中医療器)
c：両端針付きナイロン縫合糸(河野製作所)

ある．

　動脈は distal transverse palmar arch より分枝した縦走する枝(終末枝)であり，切断指中央部付近の末節骨の掌側に比較的太い終末枝を見つけることが多いが，見つからない場合は少し外側寄りを探すと見つけることができる．また，中枢側の拍動する血管を確認しておいて，これを参考に探すことも有用である．

　静脈は zone I のレベルでは掌側皮下の網目状の静脈を探すことになる．まず，動脈のみを吻合後，血流を再開しうっ血させて静脈を探すことが多い．動脈血行再開後数分待てば静脈は開いてくる．またやや深部で逆流してくる動脈枝があれば，これを中枢側静脈に吻合するのも有用である．なお，中枢側で掌側皮下の網目状の静脈がなければ背側の皮静脈に吻合する．この場合は静脈移植が必要となるので，母指球部，指背側，前腕遠位掌側などから静脈移植を行う．どうしても静脈が吻合できなかった場合には，指尖部に fish mouth を作成し，ヘパリン原液を浸した小ガーゼを置き，

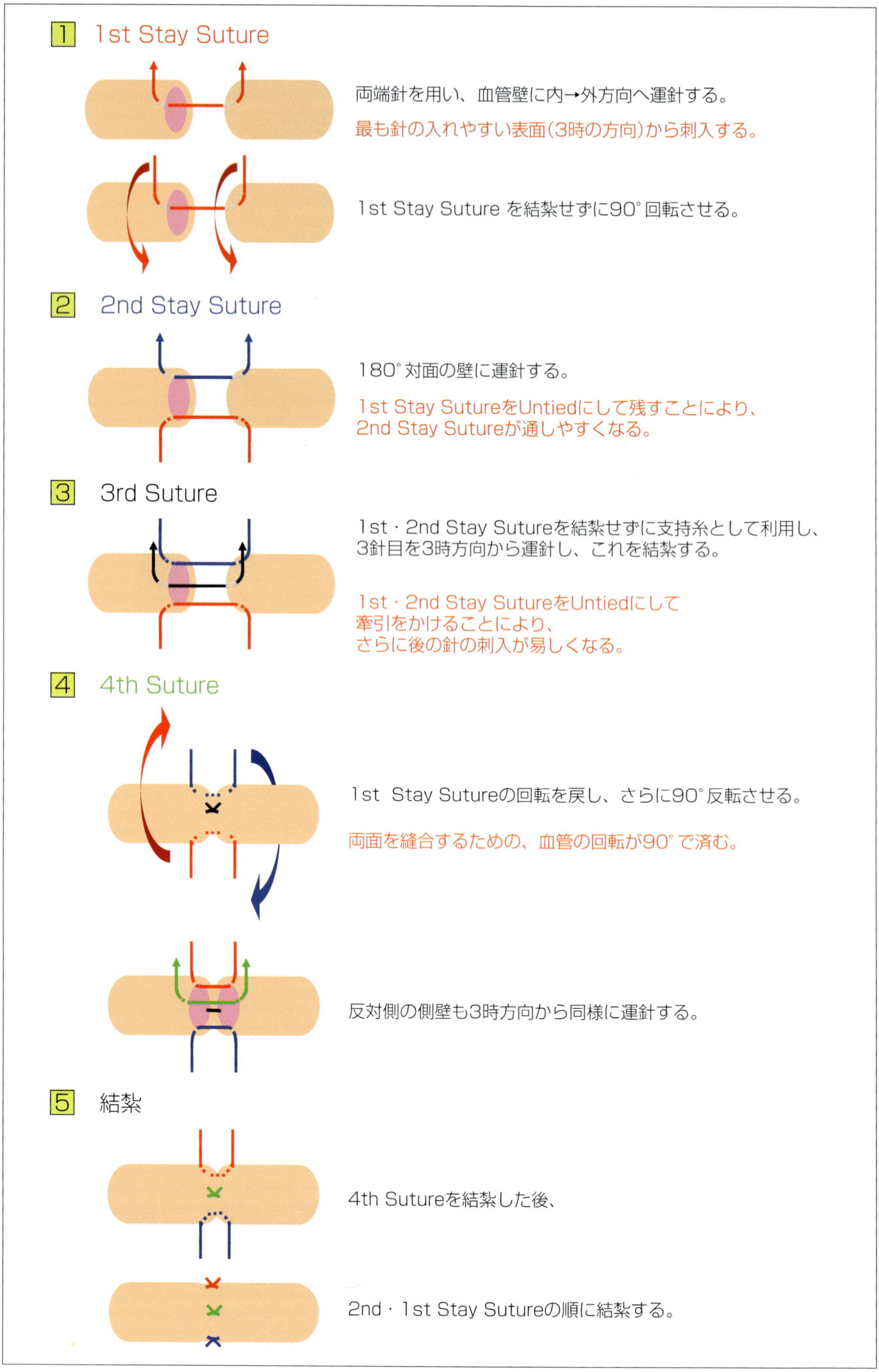

1 1st Stay Suture

両端針を用い、血管壁に内→外方向へ運針する。
最も針の入れやすい表面(3時の方向)から刺入する。

1st Stay Suture を結紮せずに90°回転させる。

2 2nd Stay Suture

180°対面の壁に運針する。

1st Stay SutureをUntiedにして残すことにより、2nd Stay Sutureが通しやすくなる。

3 3rd Suture

1st・2nd Stay Sutureを結紮せずに支持糸として利用し、3針目を3時方向から運針し、これを結紮する。

1st・2nd Stay SutureをUntiedにして牽引をかけることにより、さらに後の針の刺入が易しくなる。

4 4th Suture

1st Stay Sutureの回転を戻し、さらに90°反転させる。

両面を縫合するための、血管の回転が90°で済む。

反対側の側壁も3時方向から同様に運針する。

5 結紮

4th Sutureを結紮した後、

2nd・1st Stay Sutureの順に結紮する。

図 3. 両端針付きナイロン縫合糸を用いた Untied Stay Suture 法(文献6より引用)

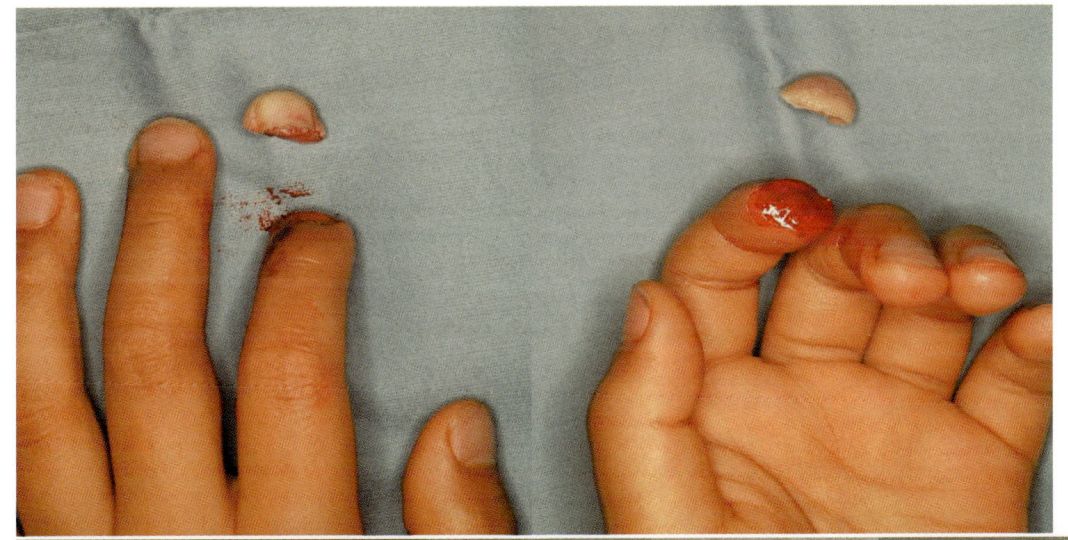

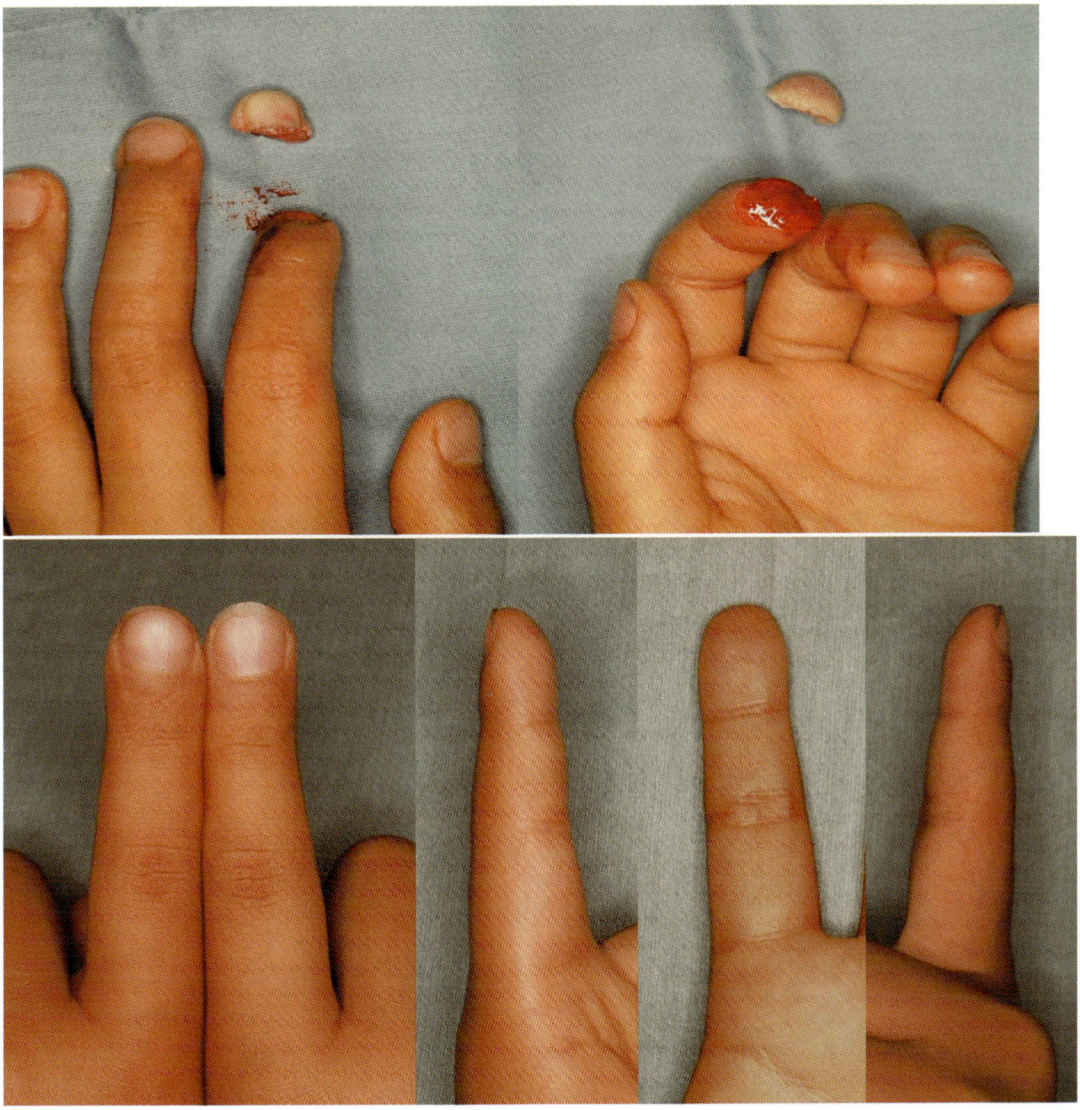

図 4. 症例 1：9 歳，男児．左示指完全切断(zone I)（文献 4 より引用）
a：術前　　b：術後 8 か月

定期的に交換する．4〜5 日経過するとうっ血傾向はなくなってくる．術後の抗凝固療法は zone II と同様に行っている．

代表症例

症例 1：9 歳，男児（図 4）

ドアに挟まれて受傷した左示指完全切断(zone I)であった（図 4-a）．両端針付きナイロン縫合糸の導入以前の症例であり，従来の片針付き 12-0 ナイロン縫合糸を用い，Untied Stay Suture 法で血管吻合術を施行した（図 1）．末梢側の静脈を見つけることができず，動脈 1 本のみ吻合可能で

あった．術後は指尖部に fish mouth を作成し，瀉血を 7 日間行い生着した．受傷より 8 か月経過した状態では，指尖部の形態は良好で，爪の再生も良好である．関節可動域制限は残していない．static-2PD は 4 mm であった（図 4-b）．

症例 2：54 歳，男性（図 5）

車のドアに挟まれて受傷した右小指完全切断(zone I)であった（図 5-a）．両端針付きナイロン縫合糸を用い，Untied Stay Suture 法で血管吻合術を施行した（図 3）．外径 0.5 mm の動脈と外径 0.2 mm の静脈を各々 1 本ずつ吻合した（図 5-b）．術後経過は良好で，受傷より 10 か月経過し

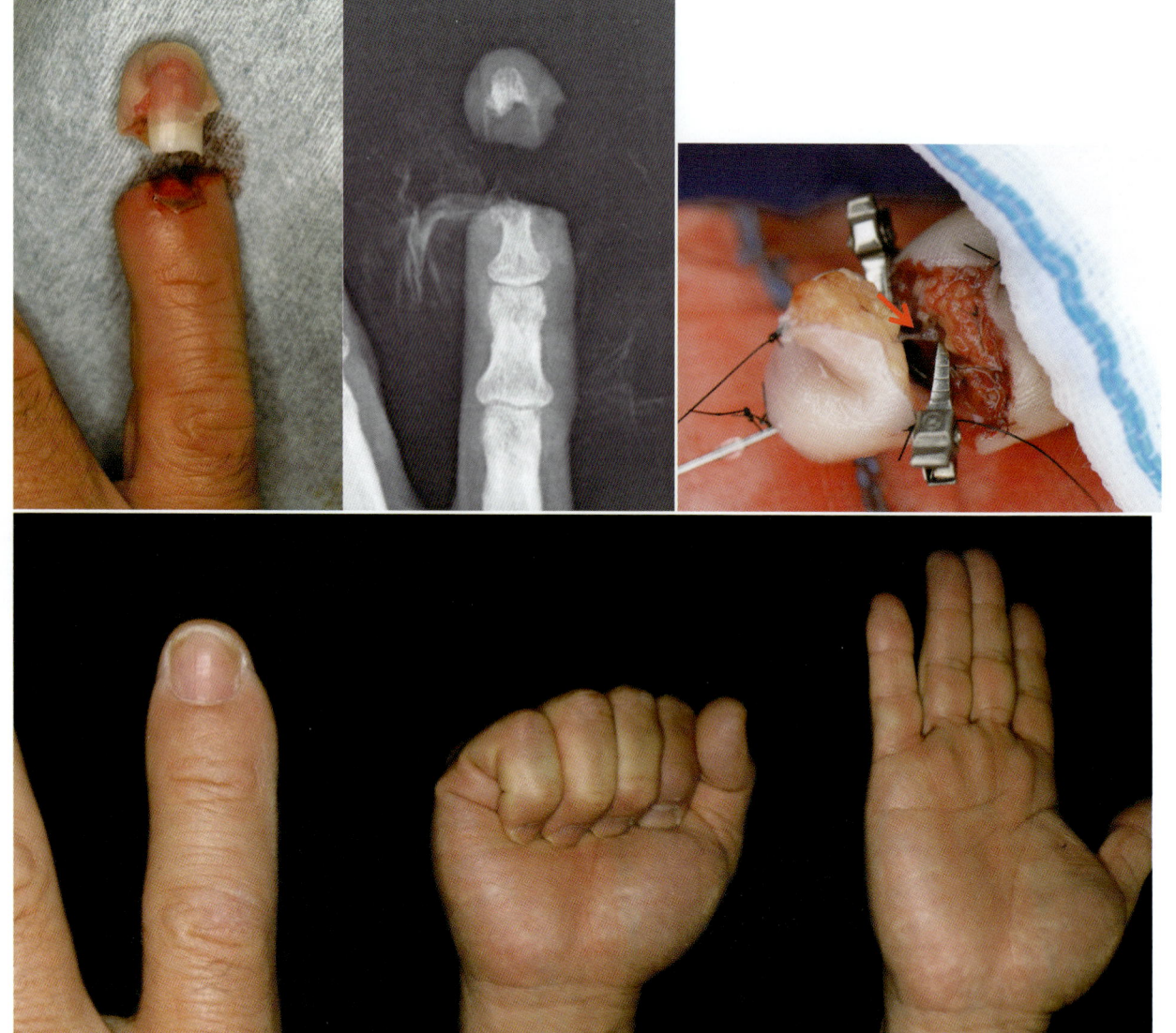

図 5. 症例 2：54 歳，男性．右小指完全切断（zone Ⅰ）
a：術前
b：術中（赤矢印は吻合した外径 0.5 mm の動脈を示す．）
c：術後 10 か月

た状態では，指尖部の形態は良好で，爪の再生も良好である．関節可動域制限は残していない．static-2PD は 4 mm であった（図 5-c）．

考 察

1985 年に Yamano[2]が指尖部再接着術において，超微小血管吻合術をウルトラマイクロサージャリーとして報告した．2000 年には Koshima[7]らがリンパ管静脈吻合術において，超微小血管・リンパ管吻合をスーパーマイクロサージャリーとして報告した．両者は特別な吻合法や針を用いることなく，熟練した技術で超微小血管吻合，リンパ管吻合を成功させている．これに対し我々は Untied Stay Suture 法を考案し[3)~5)]，さらにマイクロ用両端針付きナイロン縫合糸を導入することにより，外径 0.3～0.5 mm 以下のリンパ管吻合，超微小血管吻合を可能にしてきた[6]．

Untied Stay Suture 法の特徴は，1)最初の 1 針

目が最も針の入れやすい表面(前壁)から刺入できる(図3-1).2)1st stay suture を untied にして残すことにより Intravascular Stenting(IVaS)[8]と同様の効果が得られ,血管内腔の確認が容易となるため,2nd stay suture が通しやすい(図3-2).3)1st・2nd stay suture を untied にして牽引をかけることにより,内腔が広がり,血管壁に一定の緊張がかかるため,後の針の刺入がより易しくなり,結紮時の血管の捻れが生じにくい(図3-3).4)両面を縫合するための血管の回転が90°で済む(図3-1,3-4)ことが挙げられる[3)〜5)].指尖部切断の血管吻合時には術野が狭く,血管を180°回転させることが困難な場合には,特に本法は有効である.

マイクロ用両端針付きナイロン縫合糸の特徴は1)針の運針が内側から外側(inner to outer)だけであり,鑷子先を血管内に入れて操作することがなく,血管内膜を損傷する可能性が最小限に抑えられる.2)内膜側より外膜側に向けて針を進める操作のため,動脈硬化などで,内膜と外膜が剥がれ易い場合でも,両者の剥離は起こり難い.3)後壁をかける可能性が低い.4)針の直径は12-0でも50μmの太さだが,先端はピンポイントであり,外径0.3 mm 以下の超微小血管でも,針先を血管内腔に滑り込ませ,容易にナイロン糸を通すことができることが挙げられる.そして,Untied Stay Suture 法と組み合わせることにより,その効果は最大限に発揮されている.欠点は,両端針付き 11-0・12-0 ナイロン縫合糸の価格が片針のものと比べ約2倍となり,高価になることである[6)].

文 献

1) Tamai, S.：Twenty years' experience of limb replantation：review of 293 upper extremity replants. J Hand Surg. **7**：549-556, 1982.
2) Yamano, Y.：Replantation of the amputated digital part of the fingers. J Hand Surg. **10**：211-218, 1985.
3) 長谷川健二郎,杉山成史,難波祐三郎ほか：【四肢のリンパ浮腫の治療】Untied Stay Suture 法によるリンパ管静脈吻合とリンパ管静脈吻合術の有効性. PEPARS. **22**：60-65, 2008.
4) 長谷川健二郎,目谷雅恵,雑賀美帆ほか：Untied Stay Suture 法を用いた小児 Zone Ⅰ 指尖部切断再接着術. 中四整会誌. **21**(1)：183-188, 2009.
5) 長谷川健二郎,難波祐三郎,木股敬裕：Untied Stay Suture 法を用いた小児 Zone Ⅰ 趾尖部切断再接着術. 創傷. **2**(1)：48-51, 2011.
6) 長谷川健二郎,山田 潔,難波祐三郎ほか：【下肢組織欠損の修復】下肢のリンパ浮腫に対する Untied Stay Suture 法によるリンパ管静脈吻合術. PEPARS. **57**：83-89, 2011.
7) Koshima, I., Inagawa, K., Urushibara, K., et al.：Supermicrosurgical lymphaticovenular anastomosis for the treatment of lymphedema in the upper extremities. J Reconstr Microsurg. **16**：437-442, 2000.
8) Narushima, M., Koshima, I., Mihara, M., et al.：Intravascular stenting(IVaS)for safe and precise supermicrosurgery. Ann Plast Surg. **60**：41-44, 2007.

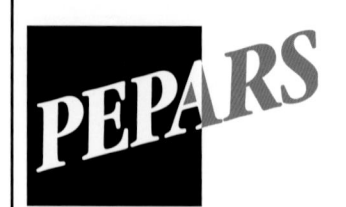

◆特集／切断指再接着術マニュアル

指（zone Ⅲ・Ⅳ）血管吻合術

稲川 喜一*

Key Words：血管吻合術（vascular anastomosis），血管端々吻合（end to end anastomosis），血管端側吻合（end to side anastomosis），切断指（amputated finger），再接着術（replantation），マイクロサージャリー（microsurgery）

Abstract マイクロサージャリーに使用する手術器具としては，手術用顕微鏡の他に持針器，マイクロ鑷子，マイクロ剪刃，血管剝離鉗子，血管クリップがある．繊細な手術操作を可能とするために先端が細く鋭利で，正確なかみ合わせが必要な器具であるので，取り扱う際には細心の注意を払う必要がある．zone Ⅲ・Ⅳレベルの切断指再接着術では，径 1 mm 以下の血管吻合を行う必要がある．血管吻合法としては端々吻合術と端側吻合術があるが，いずれにおいても吻合血管を愛護的に取り扱い，特に内膜を損傷させないように留意しなければならない．また，吻合部を外反させるようにして狭窄を防ぎ，内皮でスムーズに被われるようにする必要がある．吻合法や使用する手術器具，縫合材料などについては，この原則を踏まえた上で術者によって様々な流儀がある．動脈で 2 倍，静脈で 3 倍程度の口径差までであれば，細い方の血管を鑷子で広げて，均等な割合でバランスよく縫合糸をかけることで端々吻合が可能であることが多いが，それが難しい場合には細い方の血管断端を斜めに切って口径を広げる oblique suture 法や端側吻合，静脈移植を行う．

はじめに

血管吻合術の歴史は 1902 年の Carrel[1] による報告に始まる．これは 120°間隔で 3 本の支持糸をかけて行う方法であり，彼はこの手術法に基づいて臓器移植に関する研究を行い 1912 年にアメリカ人として初めてのノーベル生理学・医学賞を受賞している．1958 年に Seidenberg[2] が 180°間隔で 2 本の支持糸をかけて行う方法（symmetric biangulation 法）を開発し，1960 年には Jacobson と Suarez[3] が手術用顕微鏡下で径 1.4 mm の血管吻合に成功して microvascular surgery という言葉を初めて使用した．その後，この技術は 1965 年の Komatsu と Tamai[4] による母指完全切断の再接着術の成功を皮切りとして，急速に臨床応用が進んだ．手術器具や縫合用の針糸の開発と相俟って，現在では supermicrosurgery[5] として径 0.3 mm の血管吻合まで可能となっている．

血管吻合を成功させる上で重要なことは，吻合血管を愛護的に取り扱い，吻合部を外反させるようにして，内膜をなめらかに合わせることである．吻合法の細かい点や使用する手術器具，縫合材料などは術者によって様々であるが，この原則だけは守られている．今回は筆者が zone Ⅲ・Ⅳレベルの切断指再接着術で行っている血管吻合法について述べる．

手術器具と縫合材料[2,6]

マイクロサージャリーに使用する手術器具は，宝石職人が用いる道具を改良して作られたものが多い．繊細な手術操作を可能とするために先端が細く鋭利であったり，正確なかみ合わせが必要だったりする器具である．取り扱う際には細心の注意を払う必要があり，滅菌や運搬にあたってはそれ以外の手術器具と別にして，専用の保護ケー

---

* Kiichi INAGAWA, 〒701-0192 倉敷市松島 577 川崎医科大学形成外科，教授

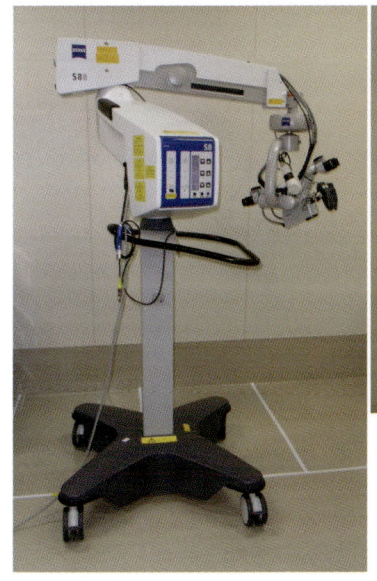
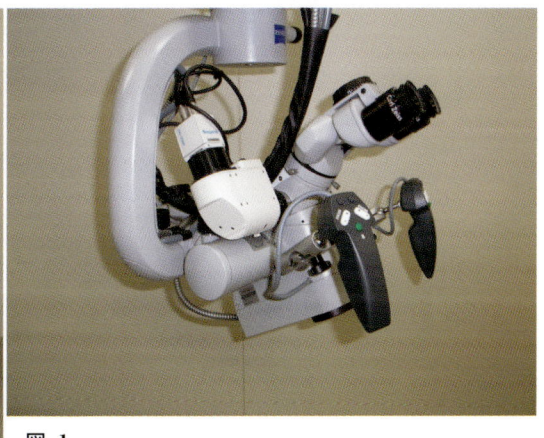

図 1.
 a：手術用顕微鏡(Carl Zeiss OPMI® Vario S88)
 b：鏡筒部分
補助鏡筒から助手が同一視野を立体視することができ，ハンドルのスイッチでフォーカスやズームを調節できる．

スに収納するべきである．

1．手術用顕微鏡（図 1）

血管吻合法は大血管でも微小血管でも基本的には差がない．異なるのは求められる正確性である．大動脈吻合では吻合部に 0.5 mm のずれがあっても成否に関わることはないが，zone Ⅲ・Ⅳ レベルの指動脈の吻合ではそのずれは致命的である．肉眼でこのような微小血管を正確に吻合できない原因は吻合手技の巧拙ではなく，視力が限界を超えているためである．そして，この視力の限界を補うものが手術用顕微鏡である．径 1 mm 以下の血管を正確に吻合するためには 10～20 倍の倍率が必要とされる．対物レンズの焦点距離は 20～50 cm 程度で調整できるものが多いが，切断指再接着術時には 20～25 cm の焦点距離で使用することが多い．光源としては，電球の中にフィラメントを有するハロゲンランプが多く使用されてきたが，最近ではより高輝度・高出力で，明るい術野を得られるキセノンランプを光源としたものが主流である．キセノンランプはフィラメント方式ではなく，キセノンガスを封入した電球に電圧をかけ放電させることによって光らせるもので，消費電力が小さく，理論上は電球切れがないという利点がある．一方，高輝度で長時間使用したことにより熱傷を生じたという報告[7]があり，手術部位へ

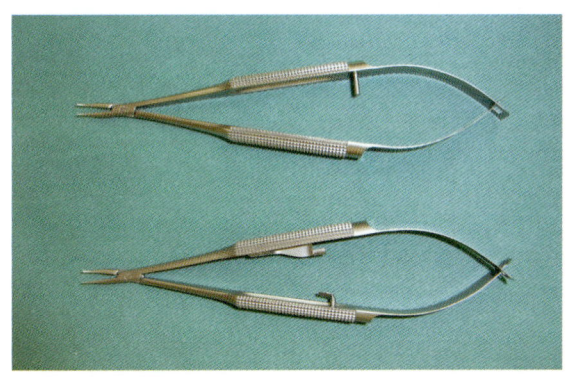

図 2．持針器（上：ロックなし，下：ロック付き）

は生理食塩水を頻繁にかけ，周辺組織は濡れガーゼなどで覆って冷却するといった注意が必要である．近年の手術用顕微鏡の進歩には目覚ましいものがあり，現在市販されている標準的な機種では，鏡筒は 3 次元的に自由自在に動かせて電磁クラッチで瞬時に固定されるようになっており，ハンドルスイッチやフットスイッチでフォーカスやズームを調節できる機能も装備されている．

2．持針器（図 2）

縫合針を把持するという本来の目的以外に，糸の結紮時にも使用される．先端がわずかに弯曲したものとまっすぐなもの，柄の部分が丸いものと平らなものとがあり，術者の好みで選ばれている．また，ロック機構が付いたものとそうでないもの

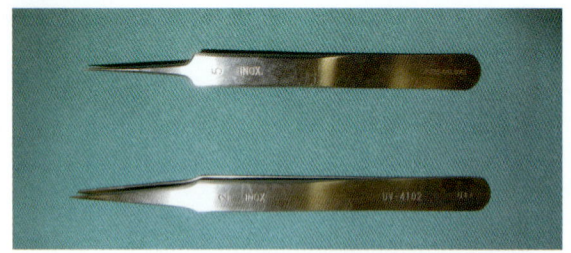

図 3. マイクロ鑷子(上：No.5マイクロ鑷子, 下：No.2マイクロ鑷子)

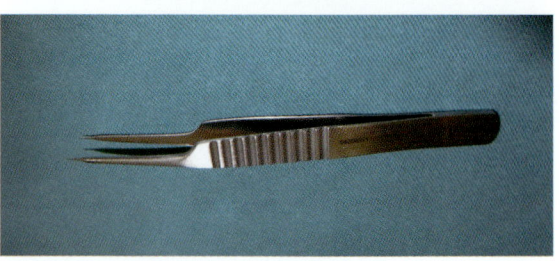

図 4. Vessel dilators

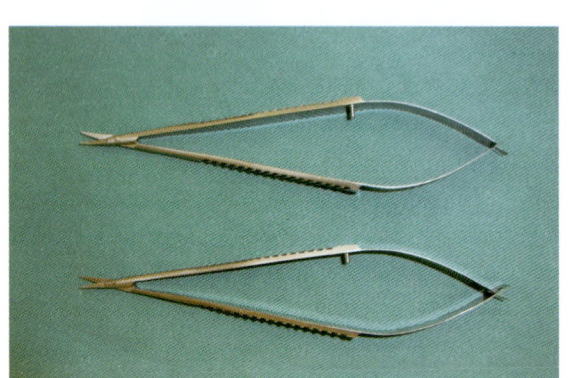

図 5. マイクロ剪刃(上：曲剪刃, 下：直剪刃)

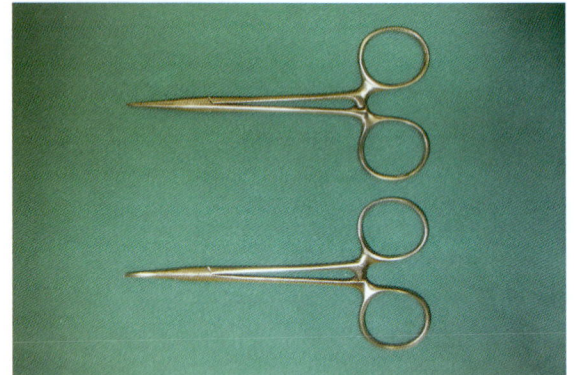

図 6. 血管剝離鉗子(上：直鉗子, 下：曲鉗子)

とがある．吻合時に針を持針器で把持したまま，顕微鏡の視野の外に置き，2本の鑷子を用いて糸の結紮を行う場合には前者が選択され，針を持針器からはずして視野の中に置き，持針器と鑷子を用いて糸の結紮を行う場合には後者が選択されることが多い．ロック付きの持針器と鑷子で糸結びを行うと手がぶれやすいと言われることがあるが，必ずしもそうではない．筆者は2つの方法を併用しているため，先端が曲がったロック付きの持針器を好んで用いている．

3．マイクロ鑷子(図3)

糸結びをはじめとした様々な用途で使用される．先端は細く鋭利であり，繊細な操作が可能である．代表的なDumont社(スイス)のマイクロ鑷子にはNo.0からNo.7までの製品がある．No.0からNo.5までは先端がまっすぐで，番号が大きくなるほど細くなる．No.6とNo.7は先端が曲がった製品である．先端が細いNo.5鑷子を血管の把持や糸の結紮に使用し，先端がやや太くてしっかりと把持できるNo.2を組織の剝離操作などに使用することが多い．マイクロ鑷子は先端が正確に合っていないととても使用しにくい．手術の際には予備も含めて複数本の鑷子を用意しておく必要がある．また，鑷子と似た形状の手術器具に vessel dilators(図4)というものがある．先端が鈍な構造になっており，細い血管の内腔に挿入しても内膜を傷めにくい．

4．マイクロ剪刃(図5)

鋭い切れ味を持った剪刃であり，無駄な力を加えずに切ることができる．スプリングハンドル式のものが一般的である．直剪刃と曲剪刃があるが，前者を血管断端の処理などのように特に鋭利な切れ味を求める操作に使用し，後者は組織の剝離や切離，糸切りなどに用いている．

5．血管剝離鉗子(図6)

モスキート鉗子に似た形状で先端がさらに細く，かみ合わせ部分に目がない．先端が曲がったものとまっすぐなものがあり，様々な長さや太さのものが市販されている．血管などを繊細に鈍的剝離する際に重宝する器具である．

6．血管クリップ(図7)

血管断端を挟んで止血する器具であり，血管吻

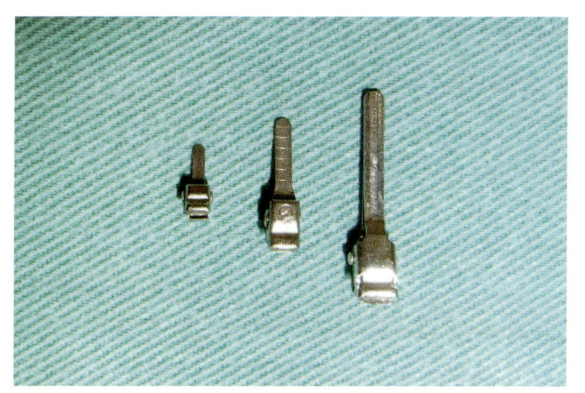

図 7. 血管クリップ

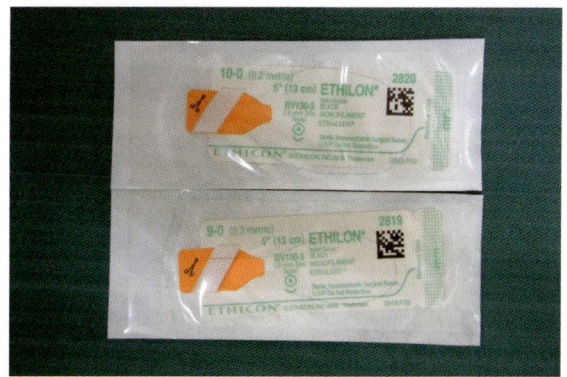

図 8. 針付き縫合糸

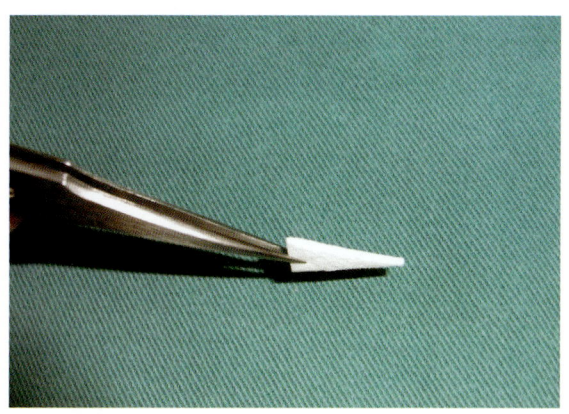

図 9. M. Q. A(Medical Quick Absorber)

合には不可欠の器具である．製品によって把持力が異なるので，血管の太さや血管壁の厚さと硬さなどを考慮して使い分ける必要がある．把持力が弱すぎるとはずれて出血することがあるし，把持力が強すぎると内膜を損傷して血栓形成の原因となることがある．血管クリップにはシングルクリップとダブルクリップがある．血管吻合ではダブルクリップを使用することが多い．ダブルクリップを用いると，血管に無理な力をかけずに断端を近付けて，その状態を維持できる．ディスポーザブル製品も市販されている．Biover の Microvascular clamps® には静脈用（把持力 15 g/mm²～60 g/mm²）と動脈用（把持力 40 g/mm²～120 g/mm²）で計 14 種類の製品がある．

7．針付き縫合糸（図 8）

マイクロサージャリーで一般的に使用する針付き縫合糸は針と糸との段差を少なくしてなめらかに接続した atraumatic needle type のナイロン糸であり，8-0～12-0 のものがある．糸の直径は USP 規格で定められており，8-0 で 40～49 μ，9-0 で 30～39 μ，10-0 で 20～29 μ，11-0 で 10～19 μ，12-0 で 1～9 μ である．血管径が 1～2 mm の場合には 8-0～10-0，0.5～1 mm の場合には 11-0，0.5 mm 以下の場合には 12-0 を使用するのが目安である．針は丸針で，強弯（1/2 circle）と弱弯（3/8 circle）とがあるが，筆者は後者を好んで用いている．針の太さは血管径の 1/10 程度が適している．

8．バックグラウンドシート

周囲の組織が吻合の邪魔にならないようにし，針や縫合糸を見やすくするために吻合血管の下に敷いて使用する．専用の市販品もあるが，手術用手袋や顕微鏡カバーの一部を切って代用することもできる．

9．M. Q. A(Medical Quick Absorber)（図 9）

血液などの液体を素早く吸収する約 17 mm の三角形の特殊急速吸水紙である．主に眼科領域で使用されている．使用前は厚紙状だが，自重の約 20 倍の液体を吸収して，柔軟なスポンジ状になる．微細な繊維を残存させる可能性はほとんどない．特に動脈では血管断端を軽くぬぐうと内腔を確認しやすくなる．また，吻合部の下に置いて吻合血管の位置を調整することもできる．

血管端々吻合[8]～[13]（図 10）

血管吻合を行うにあたっては，血管の構造を理解しておく必要がある．微小血管も基本的な構造は大血管と同様であり，内膜と中膜，外膜の 3 層

から成っている．各層の間は内弾性板と外弾性板という弾性線維に富んだ薄い構造で区切られている．内膜はなめらかな薄い構造で，1～2層の血管内皮細胞から成っており，内面には波状の縦じわが認められる．中膜は主に輪状に走る平滑筋線維からできている．外膜は縦走する疎性結合組織層であり，血管の栄養血管である vasa vasorum が存在する．動脈も静脈も基本構造は同一であるが，動脈は静脈より中膜が厚く，弾性線維に富んでおり，静脈には弁が存在するという違いがある．

手術では吻合血管を愛護的に取り扱い，特に内膜を損傷させないように細心の注意を払わなければならない．また，吻合部を外反させるようにして狭窄を防ぎ，内皮でなめらかに被われるようにすることが重要であり，このことを常に念頭に置いて手術を進める．

1．吻合の準備

顕微鏡下の手術操作に入る前に，楽な姿勢で吻合ができるように環境を整える．吻合血管は術者に向かって横方向に位置するようにする．両手の下に畳んだ手術用シーツなどを置いて，両手を下につけて安定した状態で動かせるようにする．

吻合血管は緊張なく吻合できるような状態まで剥離しておく．ダブルクリップを血管断端から余裕をもった位置にかけ，両側の断端を引き寄せる．この時，血管が捻れないように注意する必要がある．血管クリップの下にバックグラウンドシートを敷き，その下に濡れガーゼや M.Q.A を置いて，血管の向きや傾きを吻合しやすい位置に調節する．生理食塩水 100 ml にヘパリン 1 万単位を加えた溶液を作製し，細い血管内留置針の外筒を装着した 20 ml のディスポーザブルシリンジに入れて，血管内腔や術野を適宜洗浄する．また，10 倍に希釈した塩酸パパベリンを細い血管内留置針の外筒を装着した 5 ml のディスポーザブルシリンジに入れて，血管拡張薬として吻合血管に適宜かける．

2．外膜の切除

手術用顕微鏡下に血管断端の状態を確認し，挫滅されていたり，内膜損傷が認められたりした場合にはマイクロ直剪刃で切断し直す．次に，断端に袖口のように付いている外膜を切除して，余分な外膜が血管内腔に入り込まないようにする．外膜のみを No.5 マイクロ鑷子で把持して断端の方向に引き，マイクロ曲剪刃でつかんだ外膜を切ると外膜断端は縮んで血管断端から離れる．注意することはこの操作を必要以上にやり過ぎないことである．外膜を切除しすぎると，外膜にある vasa vasorum を損傷して血管の栄養を阻害したり，血管壁が薄くなって針穴から裂けてしまったりすることがある．

3．1針目の縫合

血管内腔に vessel dilators を慎重に挿入し，できるだけ愛護的に拡張させる．口径差が大きい場合には細い方の血管にだけ行うこともある．ダブルクリップのクリップの間隔をモスキート鉗子で最適な位置まで狭める．第 1 針目は術者から見て一番遠い位置にかける．術者から向かって右側の血管内腔に No.5 マイクロ鑷子の先をわずかに挿入して軽く持ち上げ，できるだけ垂直に針を刺して開いた鑷子の先端の間から出す．断端から刺入点までの距離(bite)は，血管壁の厚さの 2 倍の長さが目安である．糸は内膜にしっかりとかけなければならない．針は血管内腔に入れた鑷子でつかみ，針のカーブに合わせるように回転させて引き抜く．次に，針を持針器で持ち直し，鑷子で術者から向かって左側の血管外膜をつかんで血管を持ち上げ，血管内腔を明視下に置く．針を血管内腔に入れ，その血管を持ち上げている鑷子をカウンターにして血管外に針先を出す．この際は内膜を多めにかけるような心持ちで運針し，針が血管壁を垂直に通過するようにすると吻合部を外反させやすい．針先を持針器で把持し，やはり針のカーブに合わせるように回転させて引き抜き，糸の端が視野に入るまでゆっくりと引く．この際，糸を鑷子で押さえて，引く糸で血管断端を痛めないようにする．糸の結紮は男結びで 3～4 回，持針器と鑷子で行っている．あまり極端に強く締めすぎない方がよい．糸は吻合血管の方向と直交する方向

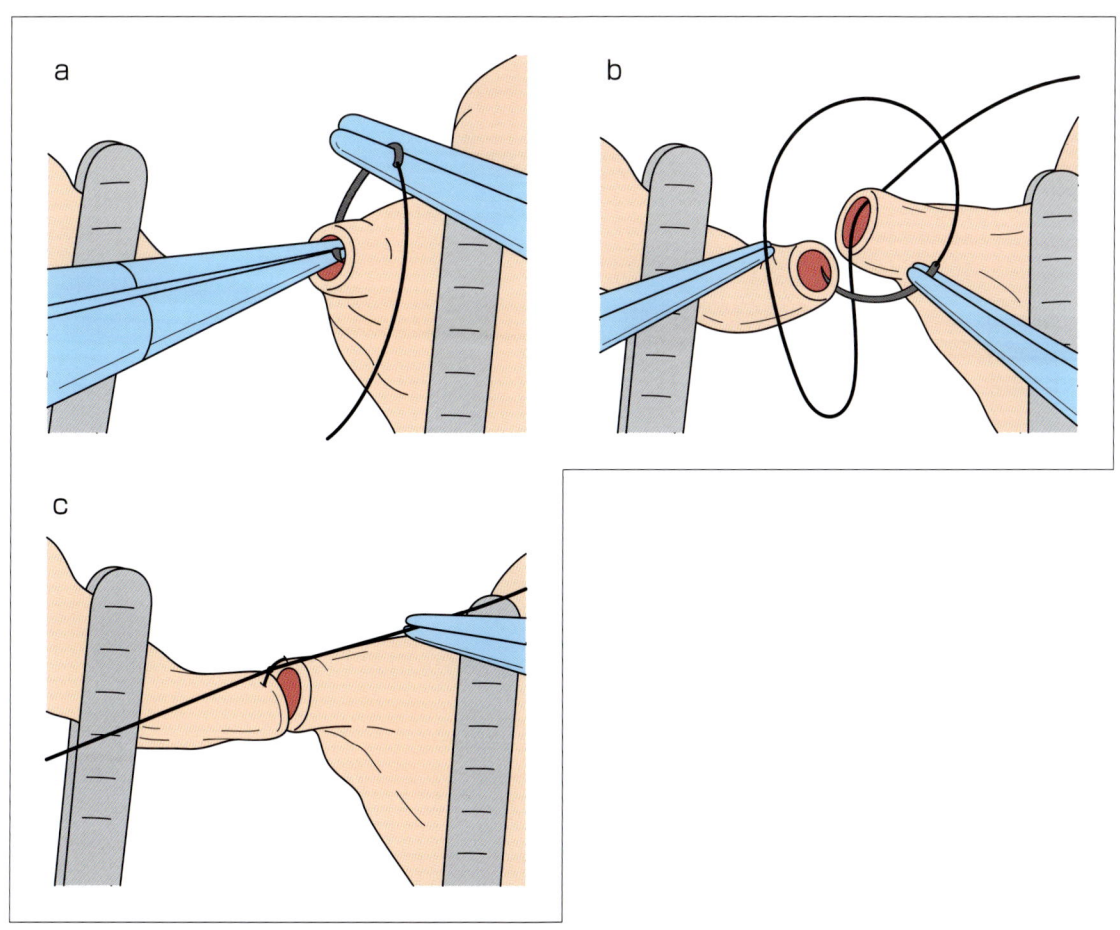

図 10-a〜c. 血管端々吻合
a：術者から向かって右側の血管内腔に鑷子をわずかに挿入して軽く持ち上げ，針を刺して開いた鑷子の先端の間から出す．
b：術者から向かって左側の血管外膜を鑷子でつかんで持ち上げ，血管内腔を確認しながら針を入れ，鑷子をカウンターにして血管外に針先を出す．
c：1針目の糸の結紮を終えた状態

に引き，糸の結び目を吻合部の中央ではなく，どちらかの血管に寄せるようにする．口径差がある場合には太い方の血管側に結び目を作る．この方が吻合部を外反させやすい．また，糸を血管の方向に引いてしまうと糸が血管壁に張りついて，つかみ直す時に糸をつかみにくくなってしまう．最後の結紮のみ血管の方向に引き，針が付いた方の糸のみマイクロ曲剪刃で短く切る．こうすると糸の断端が血管の方向に向いて，次の縫合の邪魔にならず，糸が内腔に入り込んでしまうというトラブルも起こりにくくなる．さらに，長く残した糸が目印となって，再手術の際に吻合部を見つけやすい．

4．2針目の縫合

術者から向かって右側の血管内腔に鑷子をわずかに入れて手前に引き，1針目に対して180°の位置に針を刺す．1針目と同様に針を抜き，鑷子で術者から向かって左側の血管外膜をつかんで血管を持ち上げ，針を血管内腔に入れ，内膜をしっかりとすくって針を抜く．結紮も同様に行う．1針目に対して120°の位置に2針目をかけることを推奨する報告もある．これは 1966 年に Cobbett[14]が eccentric biangulation 法として発表したもので，Carrel effect とも呼ばれている．120°離れた位置に2本の糸をかけ，これらを反対側に引くと血管前壁は緊張し，後壁は弛緩した状態になるの

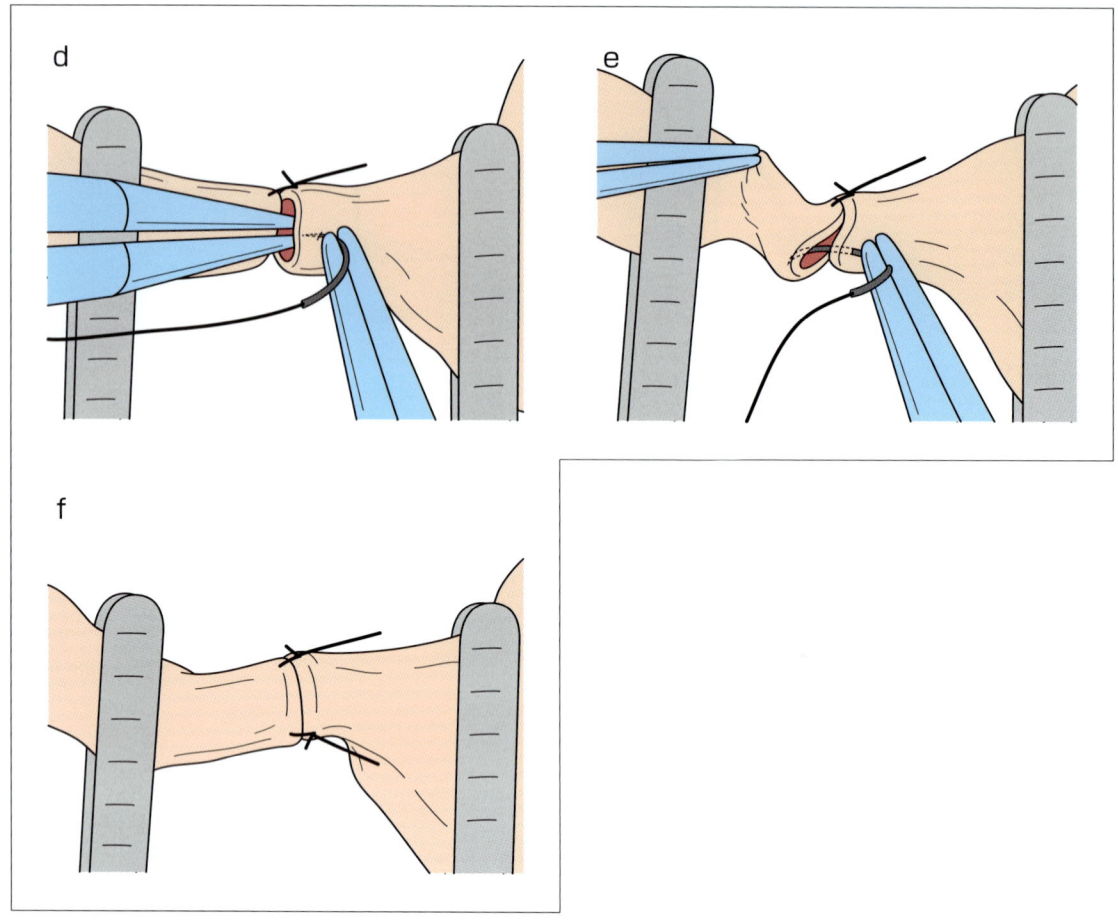

図 10-d〜f. 血管端々吻合
d：術者から向かって右側の血管内腔に鑷子をわずかに入れて手前に引き，1 針目に対して 180°の位置に針を刺す．
e：術者から向かって左側の血管外膜を鑷子でつかんで持ち上げ，針を血管内腔に入れ，内膜をしっかりとすくって針を抜く．
f：2 針目の糸の結紮を終えた状態

で，前壁縫合時に糸を後壁に誤ってかけにくいという利点がある．ただ，口径差がある場合には 120°という位置が見極めにくいという欠点があり，筆者は行っていない．

5．前壁の縫合

1 針目の隣にこれまでと同様に 3 針目をかける．この位置は顕微鏡でみた場合に接線方向に近くなり，実際より短くみえる．糸と糸の間隔が開き気味になりやすいので，間隔を狭めにする気持ちで針をかけるとちょうどよくなる．径 1 mm の血管吻合では前壁に 3〜4 針かけることが多いが，同じ口径でも壁が厚い血管では少なく，壁が薄い血管では多くなる．糸は均等な間隔でかけた方が

よい．後壁に針をかけないように注意し，できるだけ血管壁に垂直に針を入れ，垂直に抜くように心掛ける．これには左手に持った鑷子の使い方が重要である．鑷子を血管内腔に入れて引いたり，血管壁を押したりして血管壁の形を変えて運針をコントロールする．静脈の場合などで血管壁が薄く，血管がつぶれてしまって内腔を確認しにくい場合にはヘパリン加生食をかけて血管を膨らませると内腔を確認しやすくなる．一方，弾力がある動脈では M. Q. A で血管内の血液や余分な水分を除去すると内腔を確認しやすい．かけた糸を結紮してしまうと開口部が小さくなって，糸をかける時に内腔を確認しにくくなる．そこで，最後の 2〜

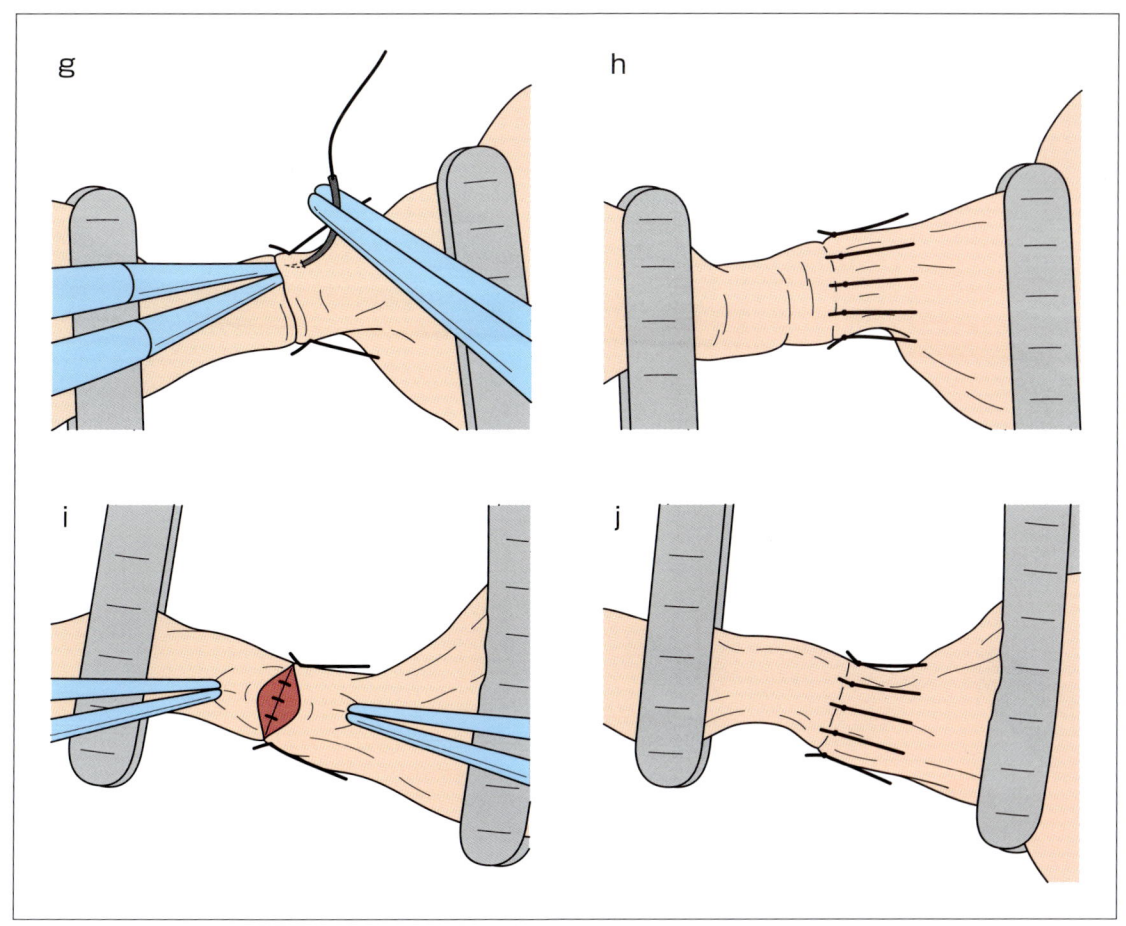

図 10-g～j. 血管端々吻合
g：前壁の縫合
h：前壁の縫合を終えた状態
i：血管クリップを180°翻転させ，内腔を確認する．
j：後壁の縫合を終えた状態

3針は糸をかけた後，結紮しないで糸を切り，すべての糸をかけた後にまとめて結紮する untie suture technique[15]を行っている．

6．後壁の縫合

血管クリップを180°翻転させ，血管後壁側から内腔を確認する．外膜や糸の端が内腔に入り込んでいないか，内膜がなめらかに接合されているかを確認し，問題があれば，その糸を覚えておいて血管クリップを元に戻し，その糸を抜いて縫合し直す．その後，前壁と同じ要領で縫合していく．後壁の縫合では糸を結紮した後には内腔を確認できないので，untie suture technique を早めに使って，前壁に糸をかけないよう細心の注意を払う．untie suture の糸をすべてかけた後，ヘパリン加生食を開口部から内腔に入れて血管を膨らませ，糸が前壁にかかっていないことを確認してから糸を結紮する．

7．吻合後の確認

血管クリップを元に戻し，動脈は末梢から，静脈は中枢からクリップをはずす．血流の下流からはずすことによって，吻合部に不必要な力がかかるのを防ぐ．糸と糸の間からの出血は数分軽く圧迫するだけで自然に止血することが多い．出血がひどかったり，吻合部以外の分枝の断端などから出血したりしている場合には縫合を追加する．血管クリップはかけずに吻合部を膨らませたまま，出血部位にヘパリン加生食をかけながら糸をかける．

Patency test（図11）を行って，吻合部の開存状

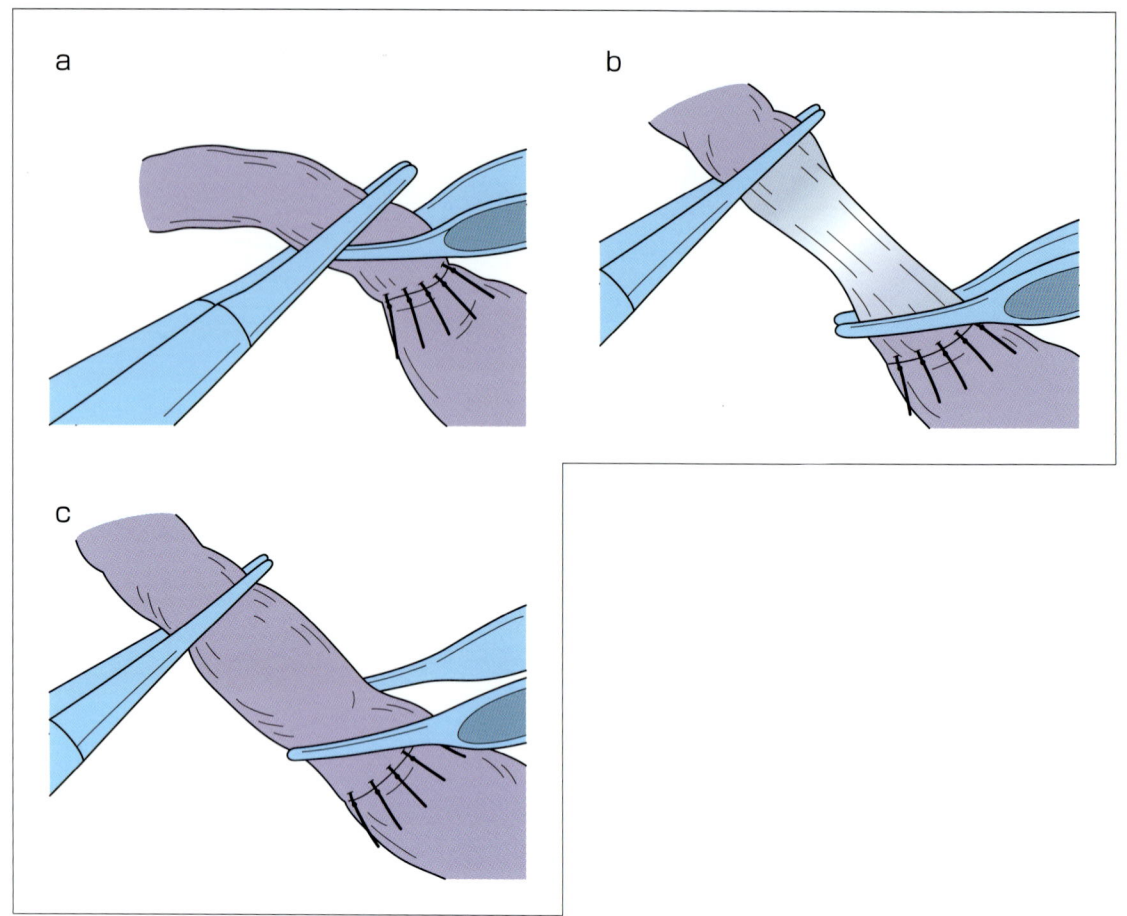

図 11． Patency test
a：2 本の鑷子を並べて，吻合部のすぐ下流の部位を把持し，血流を遮断する．
b：下流側の鑷子をしごくようにさらに下流に移動させて，2 本の鑷子の間の血管内から血液を排除する．
c：中枢側の鑷子だけをはずすと開存状態に問題がなければ瞬時に血管内に血液が流入する．

態を確認する．2 本の鑷子を並べて，吻合部のすぐ下流の部位を把持し，血流を遮断したままで下流側の鑷子をしごくようにさらに下流に移動させて，2 本の鑷子の間の血管内から血液を排除する．次に，中枢側の鑷子だけをはずすと開存状態に問題がなければ瞬時に血管内に血液が流入する．血液が流れ込んでこなかったり，ゆっくりと流れ込んできたりする場合には吻合部に問題がある．一時的な血管の攣縮が原因である可能性もあるので，吻合に自信がある場合には塩酸パパベリンや温かい生理食塩水をかけて 15 分程度様子をみてもよい．しかし，それでも改善しない場合には再吻合を躊躇うべきではない．

閉創にあたっては，吻合血管の配置に注意する必要がある．特に静脈は血行を再開すると拡張して折れ曲がることがある．これがひどく，血管が kink してしまうと血行が途絶してしまう．このような時には血管を短くして吻合し直すか，あるいは血管が kink しないようにゆるやかにカーブさせた位置で周囲の組織に縫合固定する．緊張のある皮膚縫合や血腫，包帯の過度な圧迫なども血栓形成の原因となり得るので注意する．

血管端側吻合（図 12）

Zone Ⅲ・Ⅳ レベルの切断指再接着術において端側吻合が必要となることは多くない．口径差が大きい場合や切断端近くの血管が使用できず，中枢側の太い血管と吻合せざるを得ない場合，1 本

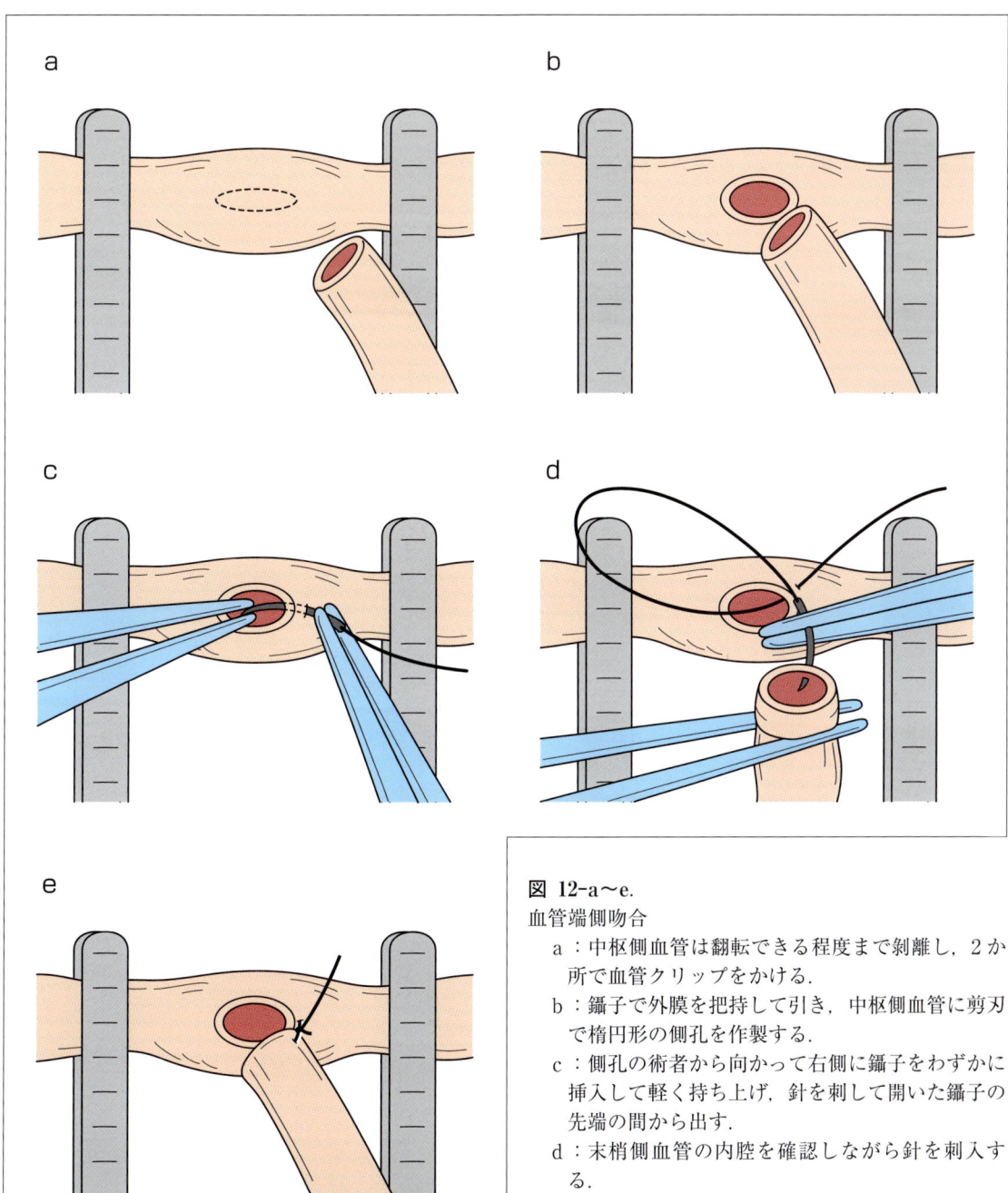

図 12-a〜e.
血管端側吻合
　a：中枢側血管は翻転できる程度まで剝離し，2か所で血管クリップをかける．
　b：鑷子で外膜を把持して引き，中枢側血管に剪刃で楕円形の側孔を作製する．
　c：側孔の術者から向かって右側に鑷子をわずかに挿入して軽く持ち上げ，針を刺して開いた鑷子の先端の間から出す．
　d：末梢側血管の内腔を確認しながら針を刺入する．
　e：1針目の糸の結紮を終えた状態

の静脈に2本の静脈を吻合したい場合などが考えられる．

　吻合の準備，運針の基本は端々吻合の場合と同様である．中枢側血管は翻転できる程度まで剝離し，2か所で血管クリップをかける．ここでもダブルクリップが有用である．剝離が困難で翻転できない場合には back wall technique[16] で縫合する．これは前壁より後壁を先に縫合する方法であるが，詳細については他稿に譲る．No.5 マイクロ鑷子で外膜を把持して引き，剪刃で楕円形の側孔を作製する．側孔の大きさは細い方の血管を鑷子で広げた時の大きさにする．よく切れる剪刃を用いて，なめらかな縁の全層欠損を作製する．側孔は血管の前面に作製すると，後の縫合が楽である．

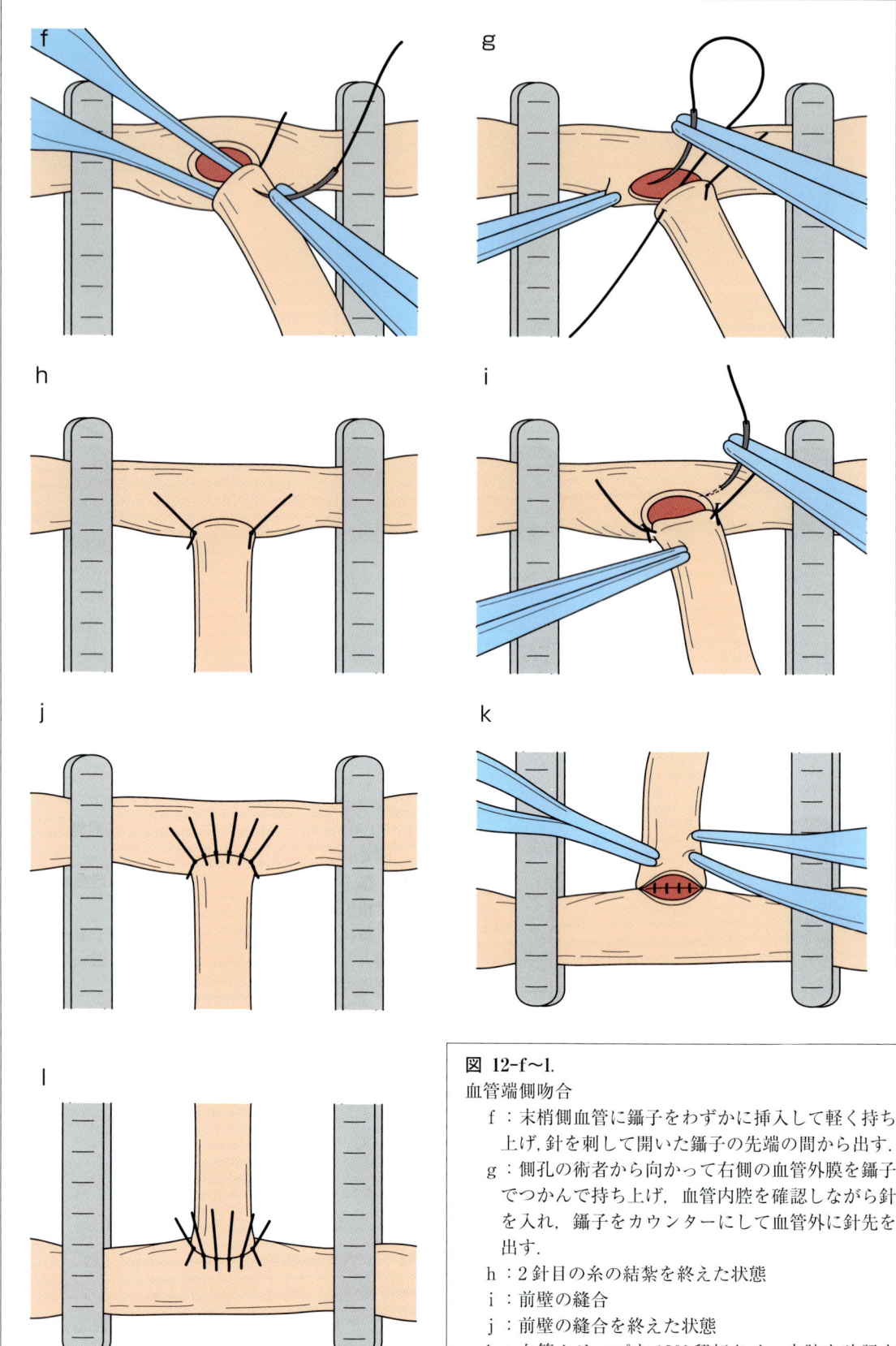

図 12-f～l.
血管端側吻合
　f：末梢側血管に鑷子をわずかに挿入して軽く持ち上げ，針を刺して開いた鑷子の先端の間から出す．
　g：側孔の術者から向かって右側の血管外膜を鑷子でつかんで持ち上げ，血管内腔を確認しながら針を入れ，鑷子をカウンターにして血管外に針先を出す．
　h：2 針目の糸の結紮を終えた状態
　i：前壁の縫合
　j：前壁の縫合を終えた状態
　k：血管クリップを 180°翻転させ，内腔を確認する．
　l：後壁の縫合を終えた状態

壁の薄い血管では鑷子で外膜をつまみ上げ，曲剪刃で血管壁を切除する．壁が厚い場合には，直剪刃などで全層切開を加え，そこから曲剪刃を入れて，楕円形の側孔を作製するようにするとやりやすい．1針目と2針目は左右の180°の位置にかける．通常は前壁から縫合するが，後壁を観察することが難しい場合には後壁から縫合することもある．前壁でも後壁でも最後の2～3針は untie suture technique にして，対側の壁に針を誤ってかけないように細心の注意を払う．連続縫合を薦める報告[17]もあるが，筆者は結節縫合を行っている．

口径差が大きい場合の対処方法[17][18]としては，端側吻合を行う他に，細い方の血管に fish mouth 状の切開を加えて口径を拡大する方法，逆に太い方の血管を縫い縮めて(漏斗化処理(funnelization))口径を細くする方法などもあるが，吻合部の形状が複雑になりがちであり，血栓の原因となり得る渦流が生じることを懸念して筆者はほとんど行っていない．動脈で2倍，静脈で3倍程度の口径差までであれば，細い方の血管を鑷子で広げて，均等な割合でバランスよく縫合糸をかけることで端々吻合が可能である．それが難しければ，細い方の血管断端を斜めに切って口径を広げる oblique suture 法を行う．斜めに切る角度は45°までに留めた方がいい．角度をつけ過ぎると縫合が難しくなるし，吻合部が屈折して渦流が生じる可能性がある．それも困難であれば端側吻合や静脈移植を行うようにしている．

まとめ

切断指再接着術は骨固定や腱縫合，血管吻合，神経縫合，皮膚縫合などの手術操作から成る[19]．これらの手技をどれ1つとして軽視できないことは自明である．しかし，血管吻合に失敗した場合は，その他の手術操作をたとえ完璧に成し遂げたとしてもすべては無に帰する．血管吻合術で守られなければならない原則は非常にシンプルであり，吻合部を外反させ，内膜を合わせて狭窄させないことに尽きる．使用する手術器具や糸をかける順序などは流儀によって様々なものがあり，各人に合った方法に習熟するべきであろう．今回は筆者が血管吻合を行うにあたって留意している点について述べた．

謝　辞

稿を終えるにあたり，筆者にマイクロサージャリーと血管吻合術をご指導いただいた東京大学医学部形成外科の光嶋　勲教授に深謝申し上げます．

引用文献

1) Carrel, A. : La technique des anastomoses vasculaires et la transplantation des visceres. Lyon Medical. **98** : 859-864, 1902.
   Summary　血管吻合術の歴史の始まりと言える報告である．120°間隔で3本の支持糸をかけて行う吻合法が記されている．
2) 長谷川健二郎，木股敬裕：【縫合の基本手技】マイクロサージャリー：血管吻合 a)―手術器具を含めた手技の要点について，特に通常の端々吻合―．PEPARS. **14** : 100-106, 2007.
3) Jacobson, J. H., Suarez, E. L. : Microsurgery in anastomosis of vessels. Surg Forum. **9** : 234-245, 1960.
   Summary　手術用顕微鏡下での血管吻合に初めて成功し，microvascular surgery という言葉を初めて使用した．
4) Komatsu, S., Tamai, S. : Successful replantation of a complete cut-off thumb―Case report. Plast Reconstr Surg. **42** : 374-377, 1968.
   Summary　母指完全切断の再接着術に世界で初めて成功した．マイクロサージャリーの臨床応用の先駆けとなった報告である．
5) Koshima, I., Yamamoto, T., Narushima, M., et al. : Perforator flaps and supermicrosurgery. Clin Plast Surg. **37** : 683-689, 2010.
6) 朝戸裕貴：【イチから始めるマイクロサージャリー】マイクロサージャリーの機器．PEPARS. **69** : 1-5, 2012.
7) 栗田昌和，尾崎　峰，大森見布江ほか：手術用顕微鏡の光源によって熱傷をきたした1例．日本マイクロ会誌．**21** : 83-86, 2008.
8) 薄井正道：マイクロサージャリーによる血管吻合．臨床外科．**53** : 62-66, 1998.
9) 光嶋　勲，成島三長，三原　誠ほか：マイクロテ

クニックによる微小血管・神経の吻合法. 小児外科. **42**：1082-1086, 2010.
10) 田原真也：【イチから始めるマイクロサージャリー】血管のマイクロサージャリー　我々の吻合法 1. PEPARS. **69**：19-24, 2012.
11) 中塚貴志, 横川秀樹：【イチから始めるマイクロサージャリー】血管のマイクロサージャリー　我々の吻合法 2. PEPARS. **69**：25-32, 2012.
12) 鳥山和宏, 亀井　譲：【研修医・外科系医師が知っておくべき形成外科の基本知識と手技】頻用される皮弁の血行形態と適応　3)遊離皮弁, マイクロサージャリー(血管吻合)のコツ. 形成外科. **55**：S173-S177, 2012.
13) 中塚貴志：Ⅱ. 形成外科の基本手技　6. マイクロサージャリー. 手術. **68**：325-330, 2014.
14) Cobbett, J.：Small vessel anastomosis—A comparison of suture techniques. Br J Plast Surg. **20**：16-20, 1967.
Summary　血管端々吻合において 1 針目と 2 針目とを 120°の位置にかける eccentric biangulation 法が記されている.
15) Tark, K. C., Khouri, R. K., Shaw, W. W., et al.：Insert sutures first, tie later：New microvascular anastomosis techniques. Ann Plast Surg. **22**：343-346, 1989.
16) 上村哲司, 巣瀬忠之：【縫合の基本手技】マイクロサージャリー：血管吻合 b)—血管端々吻合, 端側吻合の手技の要点について, 特に back wall technique を用いた方法—. PEPARS. **14**：107-112, 2007.
17) 坪川直人：血管吻合術. 関節外科. **28**：10-15, 2009.
18) 土屋貴男, 上田和毅, 斎藤拓朗ほか：縫合・吻合の実際—血管縫合・吻合法—微細小血管の吻合. 外科治療. **88**：737-742, 2003.
19) 松末武雄, 高見昌司：【イチから始める手外科基本手技】イチから始める切断指治療. PEPARS. **91**：63-73, 2014.

「使える皮弁術─適応から挙上法まで─ 上・下巻」

編集／慶應義塾大学教授　中島 龍夫
　　　日本医科大学教授　百束 比古

B5判　オールカラー　定価各12,000円+税

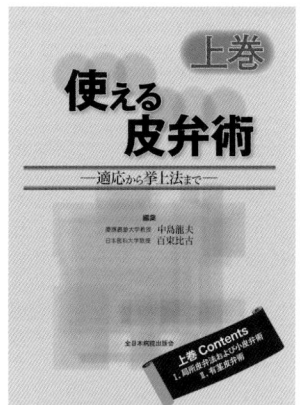

▽皮弁外科の第一線で活躍するエキスパートが豊富なイラストや写真で本当に「使える」皮弁術を詳しく解説！

▽「局所皮弁法および小皮弁術」、「有茎皮弁術」、「遊離皮弁術」、「特殊な概念の皮弁術・新しい方法」の4部に分けて、わかりやすくまとめました！

是非、手にお取りください！！

目次

上巻　188頁

Ⅰ．局所皮弁法および小皮弁術
Z形成術とその理論─planimetric Z plastyを含めて─
皮膚欠損修復に有用な幾何学的局所皮弁法
正方弁法とsquare flap principle
眼瞼、頰部再建に有用な局所皮弁
逆行性顔面動脈皮弁─特に外鼻、口唇の再建─
SMAP皮弁─顔面再建─
美容外科で用いる局所皮弁
唇裂手術に有用な局所皮弁・皮下茎皮弁
手・指の再建に有用な皮弁
皮下茎皮弁の適応─体幹四肢の再建─
Central axis flap method─multilobed propeller flap, scar band rotation flap, pin-wheel flap─
舌弁の適応と作成法

Ⅱ．有茎皮弁術
大胸筋皮弁─頭頸部再建─
後頭頸部皮弁　Occipito-Cervico(OC) flap
SCAP(superficial cervical artery perforator)皮弁─頭頸部再建　遊離皮弁の可能性も含めて─
鎖骨上皮弁─頸部再建─
DP皮弁・僧帽筋皮弁─頸部再建─
広背筋皮弁
有茎腹直筋皮弁─乳房・胸壁・会陰部・骨盤腔の再建─
SEPA皮弁─男性外陰部再建など─
殿溝皮弁(Gluteal fold flap)
大殿筋穿通枝皮弁─仙骨部再建─
VAFを利用した大腿部皮弁─鼠径外陰部再建─
大腿二頭筋皮弁─坐骨部褥瘡再建─
遠位茎腓腹皮弁による下腿・足再建
内側足底皮弁─踵再建─
DP皮弁─頭頸部再建─

下巻　192頁

Ⅲ．遊離皮弁術
前外側大腿皮弁─anterolateral thigh flap；ALT皮弁─
鼠径皮弁
浅腸骨回旋動脈穿通枝皮弁(superficial circumflex iliac artery perforator flap；SCIP flap)
肩甲下動脈皮弁─肩甲皮弁，広背筋皮弁，肩甲骨弁，肋骨弁─
TAP皮弁
腹直筋皮弁
DIEP flap
S-GAP flap(上殿動脈穿通枝皮弁)・I-GAP(下殿動脈穿通枝皮弁)
前腕皮弁
内側腓腹筋穿通枝皮弁
腓骨穿通枝皮弁と腓骨弁
足・足趾からの遊離皮弁

Ⅳ．特殊な概念の皮弁術・新しい方法
瘢痕皮弁　Scar(red) flap
キメラ型移植術による頭頸部再建
穿通枝スーパーチャージング超薄皮弁
穿通枝茎プロペラ皮弁法─The Perforator Pedicled Propeller(PPP) Flap Method─
穿通枝皮弁とsupermicrosurgery
プレファブ皮弁─血管束移植皮弁と組織移植皮弁─
顔面神経麻痺の機能再建(1)　側頭筋移行術
顔面神経麻痺の機能再建(2)　薄層前鋸筋弁
機能再建─有茎肋骨付き広背筋皮弁を用いた上腕の機能再建─
皮弁による上眼瞼の機能再建
内胸動脈第3肋間穿通枝と胸肩峰動脈の吻合を利用した大胸筋皮弁
Expanded-prefabricated flap
VAFとV-NAF
拡大大殿筋皮弁

(株)全日本病院出版会

〒113-0033　東京都文京区本郷3-16-4
TEL：03-5689-5989　FAX：03-5689-8030

おもとめはお近くの書店または弊社ホームページ(http://www.zenniti.com)まで！

◆特集／切断指再接着術マニュアル

指尖部（zone Ⅰ・Ⅱ）再接着術

服部　泰典*

Key Words：指尖部切断（fingertip amputation），指尖部再接着術（fingertip replantation），静脈吻合（venous anastomosis），静脈うっ血（venous congestion），静脈移植（vein graft），スーパーマイクロサージャリー（supermicrosurgery）

Abstract　指尖部切断の治療の原則は，指の長さの温存・爪の温存・耐久性・知覚の回復・疼痛の防止などである．さらに，年齢・性別・全身的合併症の有無・指の種類・治療期間・患者の社会的背景なども考慮して治療法を選択するべきである．指尖部再接着の経過良好例は当然のことながら機能的・整容的にも最良の結果であり，可能ならば再接着が第一選択とされるべきである．Minor injury の指尖部切断では，合併症を起こすことなくスムーズに再接着を成功させるのが原則であり，その成功の鍵は静脈吻合である．

はじめに

切断指再接着術は現在では決して特殊な手術ではなく，多くの施設で日常的に行われている．また，マイクロサージャリーの技術の進歩に伴い，患者の希望があれば指尖部でも再接着を行うというのが本邦では一般的になりつつある．Yamano[1]をはじめ諸家の報告にあるように[2〜7]，再接着に成功すれば整容的のみならず機能的予後も非常に良好であり，患者の満足度は高い．しかしその適応に関しては，多くの学会でも討論されてきてはいるが，いまだコンセンサスが得られていない．本稿では筆者が行っている指尖部再接着の手術手技について解説し，その適応・結果・問題点などにも言及する．

指尖部切断の分類

切断指の zone 分類は，一般に玉井分類が繁用されている[8]．DIP 関節（母指では IP 関節）より末梢の指尖部では，指動脈のアーチを境に zone Ⅰ と zone Ⅱ に区分されており，本稿でもこれに従って解説する．また，玉井分類をさらに細かく分けた石川の subzone 分類も有用である[9]．切断のタイプは，山野の分類，すなわち clean-cut, blunt-cut, avulsion, crush の 4 つに分けるのが簡便で有用である[1]．

指尖部の血管解剖

爪の基部付近で，指動脈の末梢のアーチが形成され，そのアーチより数本の終末枝が末梢の指腹部に向かい分岐している（図 1）．指動脈の終末枝の外径は，成人では 0.4〜0.8 mm であり，終末枝の分岐には 2 つのパターンがある．最も一般的であるのが，central artery と言われる太い枝が中央に存在し，その両側より小さな枝が数本出ているパターンである．もう 1 つのパターンは，アーチの両側に比較的太い枝が存在する場合であるが，筆者自身の経験では，すべての症例で前者のパターンであった．指尖部の静脈は，背側の中央に dorsal terminal vein と呼ばれる静脈が存在し，側方の爪郭からの静脈が爪を回るようにして流入

---

*Yasunori HATTORI，〒754-0002　山口市小郡下郷 862 番地 3　山口県厚生連小郡第一総合病院整形外科，部長／山口大学医学部，臨床教授

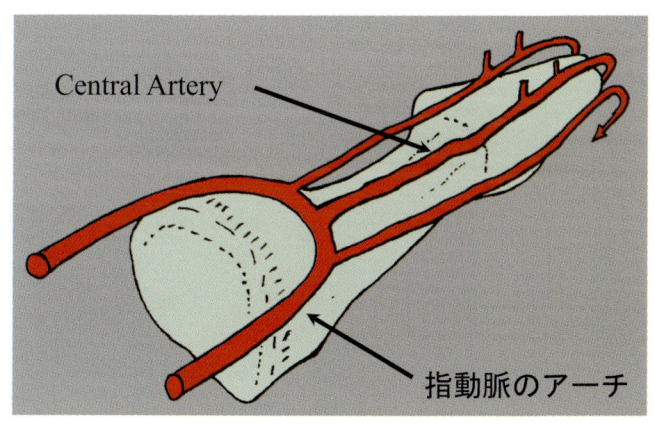

図 1. 指尖部の動脈の解剖

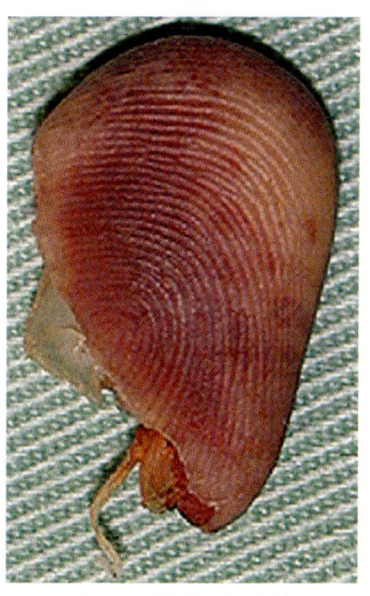

図 2. 再接着の適応外

していく．DIP 関節レベルでは，外径 1 mm 前後になり，十分な口径を持つ静脈である．掌側には，特に中心となるような大きな静脈はなく，皮下で多くの静脈が編み目状に存在し，外径は zone Ⅰでは成人でも 0.5 mm 前後であるが，zone Ⅱでは 1 mm 弱となる．

指尖部再接着の適応

指尖部切断の治療の原則は，指の長さの温存・爪の温存・耐久性・知覚の回復・疼痛の防止などである．さらに，年齢・性別・全身的合併症の有無・指の種類・治療期間・患者の社会的背景なども考慮して治療法を選択するべきである．その治療法には，保存的治療の他に手術的治療として再接着・各種の皮弁形成術や断端形成術が挙げられる．

指尖部再接着の経過良好例は当然のことながら機能的・整容的にも最良の結果であり，可能ならば再接着が第一選択とされるべきである．その適応については議論の多いところであるが，多数指切断を除いて，整容的な目的が主体であり，機能的にはすべての指に再接着の適応があるわけではない．機能的には爪の温存による nail pinch の再建が目的とされる．しかし，本邦では身体の一部の欠損を嫌う国民性のため，多くの患者が整容的な目的のため再接着を希望するのが現実である．

このため，患者の希望が最優先され，それに応えることのできるマイクロサージャンの技術・経験により再接着の適応が決まると言っても過言ではない．技術的には，切断指全体に crush があるタイプでは血管内膜損傷のため血栓を生じやすく，積極的な適応とはならない(図2)．また，切断レベルでは石川の subzone Ⅰ，すなわち爪の中央より末梢では，保存的治療や皮弁形成術でも爪の大部分を温存することが可能であり，機能的・整容的にも再接着を行う意義は低い．しかし，現在の本邦では，十分なインフォームド・コンセントを行った上で，患者が強く希望すれば，たとえ成功する可能性が低い症例でも再接着を行わざるを得ないのが現状であり，多くのマイクロサージャンが抱えるジレンマとも言える．

手術方法および術後療法

可能ならば，手術は全身麻酔で行う．初めに切断指側の準備を行う．動脈の断端の剝離から行うが，zone Ⅱ では屈筋腱の両側に簡単に見つけることが可能であり，10-0 ナイロン糸にてマーキングしておく(図3)．Zone Ⅰ では指動脈の終末枝を探す必要があるが，ほとんどの症例で末節骨のすぐ掌側の中央に最大の径を有する終末枝(central artery)を発見することができる(図4)．動脈の剝

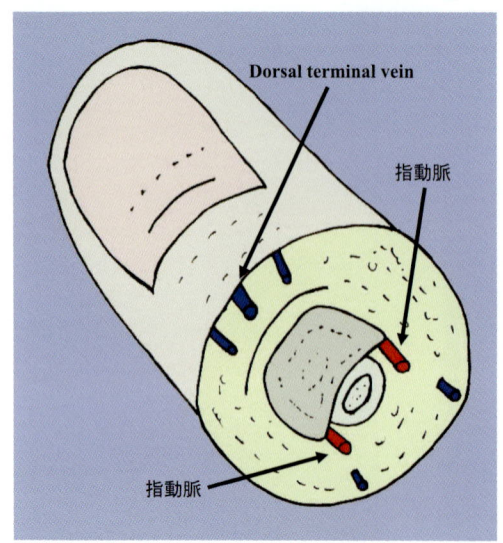

図 3. Zone Ⅱ での血管解剖

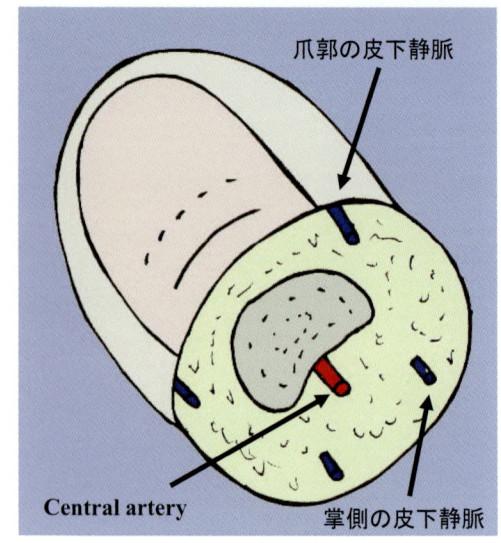

図 4. Zone Ⅰ での血管解剖

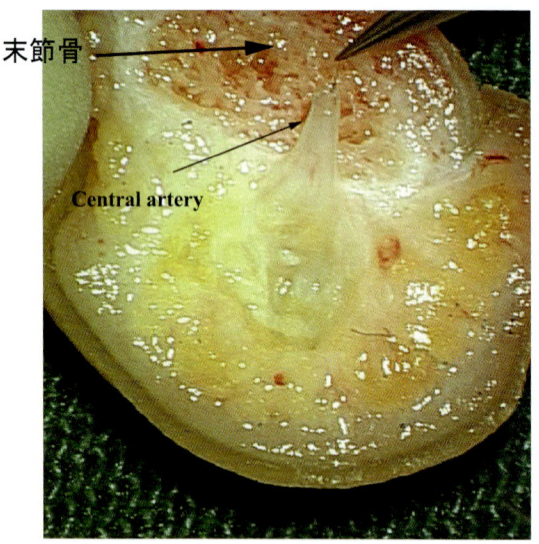

図 5. Zone Ⅰ での指動脈の剝離

離の際には，決して動脈自体を剝離するのではなく，動脈周囲の脂肪組織を切除していき，動脈周囲にスペースを作るようにする(図5)．これは，指尖部再接着のコツの1つであり，atraumaticな動脈の剝離のみならず，血管吻合のためのworking spaceを作り，血管吻合部の除圧にもなる．指神経はzone Ⅰでは自然回復が期待できるので無理に縫合する必要はないが，zone Ⅱでは最低1本は縫合できるように準備しておく．次いで静脈の剝離を行うが，石川分類のsubzone Ⅰでは静脈吻合は不可能なことがほとんどである．Subzone Ⅱでは，掌側の皮下か爪の側方の静脈を吻合する必要がある．動脈に比べて，発見するのは困難であるが，皮下直下の小さな出血点の周囲を丹念に探ると外径0.5〜0.8 mm程度の静脈を2,3本は必ず見つけることができる．これも動脈と同様に周囲の脂肪組織を切除するようにして剝離を行う．Subzone Ⅲでは背側掌側の皮下静脈か掌側の皮下静脈に吻合可能な静脈が発見できる．Subzone Ⅳでは背側中央の十分な径を持つ皮下静脈(dorsal terminal vein)を使用することができる．また，crushやavulsionで静脈移植が必要な際は，骨接合を行う前に末梢断端の動脈と静脈に移植静脈を吻合しておく方法(preosteosynthesis vein graft)が有用である(図6)．特に，母指の指尖部ではたとえclean-cutでも静脈移植を行う方が簡単である[10]．移植静脈は母指球部の皮下より採取するのが，血管径や血管壁の厚さもよく適合するので最適である[10]．中枢断端も末梢断端と同様に血管を剝離して準備する．骨接合には，筆者らは0.8〜1.0 mmの細めのKirschner鋼線を2,3本使用している．Zone Ⅱでは，DIP関節を固定することがほとんどであるが，zone Ⅰでは可能な限りDIP関節を温存するべきである．

骨接合の後に，動脈の吻合を行う．動脈の吻合には市販の血管固定鉗子を使用する．筆者らは生

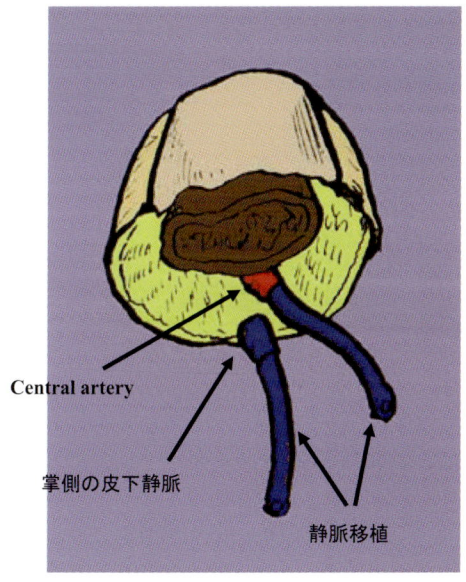

図 6. Preostheosynthesis vein graft

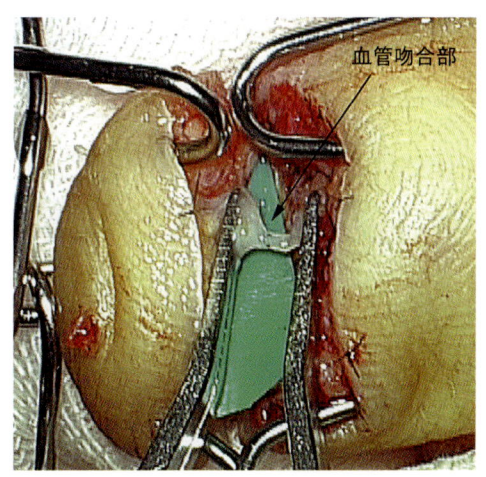

図 7. Zone Ⅰ での動脈吻合

田式鉗子を使用している(図7). 11-0 もしくは 12-0 ナイロンにより 5～7 針吻合する. 静脈吻合には, 内膜損傷を起こす危険性があるため血管固定鉗子を使わない open technique で行う. また, 血管後壁より吻合を行う back-wall technique を用いた方が容易である[11].

術後は, 3 日間ベッド上安静とする. 抗凝固療法として低分子デキストラン 500 cc, ヘパリン 10,000 単位, プロスタンディン 60 ug を 1 日量として 5 日前後投与する. 静脈吻合不可能例や術後にうっ血を生じた際は, 指尖部の魚口状切開より 5 日前後瀉血を行うことがある.

対象および方法

1997 年から 2014 年までに, 小郡第一総合病院で筆者が行った指尖部完全切断再接着は, 112 例 120 指であった. 男性 88 例, 女性 24 例で, 平均年齢 39(1～84)歳であった. 受傷指は母指 33・示指 27・中指 31・環指 17・小指 12 であった. 玉井分類の zone Ⅰ が 71, zone Ⅱ が 50 指であった. Zone Ⅰ では 58 指(82%), zone Ⅱ では全指で静脈の吻合も可能であった. 静脈移植を必要としたのは 30 指(25%)で, 動脈再建に使用したのが 15 指, 静脈が 5 指, 動静脈の両方が 10 指であった.

結　果

術後血行障害が起こったのは 27 指(22%)であった. 動脈血栓を起こした 7 指のうち 1 指は再手術を行い生着したが, 切断指全体の挫滅があった 6 指は壊死になった. 静脈うっ血を起こした 20 指では, 瀉血を行ったが 3 指が壊死になった. 結果的には, zone Ⅰ は 64 指(90%), zone Ⅱ は 48 指(96%)が生着, 全体では 112 指(93%)が生着した. なお, 2 例に輸血を必要としたが, それぞれ 3 指と 4 指の多数指切断であり, 当院搬送時にすでに出血性ショックを呈していた症例であった. また, 術中・術後に全身的な合併症をきたした症例はなかった.

代表症例

症例 1(図 8): 42 歳, 女性

右示指の zone Ⅱ の切断であり, 動脈 2 本, 静脈 2 本を吻合した. 術後は血行障害を起こさず, 瀉血, ミルキングなどの処置を行うことなく生着した.

症例 2(図 9): 62 歳, 男性

左母指の切断であり, 動脈 1 本, 静脈 1 本をそれぞれ静脈移植を用いて吻合した. 術後は問題なく生着した.

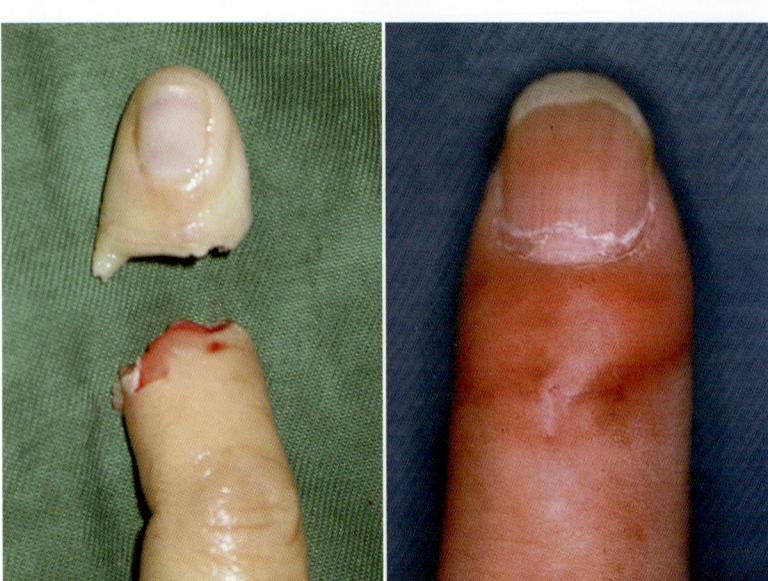

図 8.
症例 1
　a：術前
　b：術後 6 か月

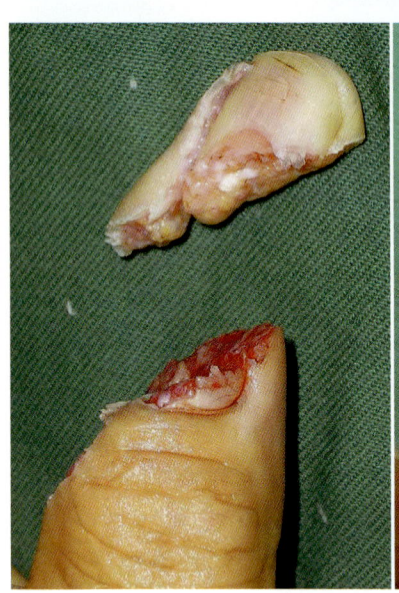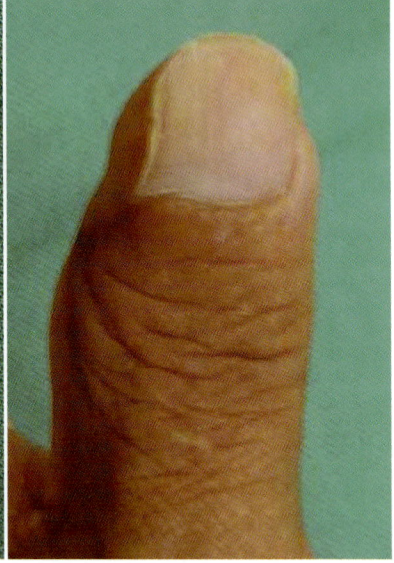

図 9.
症例 2
　a：術前
　b：術後 6 か月

考　察

　切断指再接着術はすでに確立された術式となっているが，最近では労災事故の減少によりその数は減りつつあると言われている．しかし，指尖部再接着に関しては増加しており，当院の最近の傾向でも再接着全体の約 60％を占めている[12]．指尖部再接着が増加している原因は，症例数が増えているというよりは，切断指再接着の普及・啓発により，以前では断端形成術をされていた指尖部切断でさえも，再接着を希望して専門医へ紹介されているからと考えられる[7]．もちろん，技術的には Yamano[1]をはじめとする本邦のマイクロサージャンの先駆的な業績に影響されるところが大きい．

　Zone Ⅱ では，動脈径も比較的大きく，静脈も背側の静脈を吻合できることが大半であり，ある程度経験のあるマイクロサージャンならばそれ程困難ではない．Zone Ⅰ では動脈径は外径 0.4～0.8 mm とさらに細くなるが，経験豊富なマイクロサージャンならば，十分に吻合できる太さである．しかし，最大の技術的問題点は静脈吻合であり，失敗のほとんどの原因は静脈うっ血によるものである．静脈吻合不能例では，医用ヒルの使用[13]や，指尖部の魚口状切開からの持続出血による瀉

血[1)～6)]を術後 1 週前後行うと生着することもあるが，生着が不確実，瀉血による患者の負担は決して小さいものではなく，輸血を必要とすることもある．Han ら[6)]は 88％の症例に輸血を必要としたと報告しているが，指尖部切断は minor injury であり，輸血は禁忌であることを肝に銘じるべきである．また，指尖部切断再接着は minor surgery であり，全身合併症を起こすことなく再接着を成功させるのが原則で[14)]，リスクマネジメントという観点からも，このような静脈吻合を行わない再接着[15)]は可能な限り避けるべきである．また，医療サイドにとっても，瀉血の管理は非常に手間がかかり，マイクロサージャリーを行う忙しい病院では負担が大きい．静脈吻合を成功させるのには，高度なウルトラマイクロサージャリーの技術が必要なことは言うまでもない．高度なウルトラマイクロサージャリーの技術とは，非常に細い血管を吻合するのみではなく，それを非常に狭い術野で open technique や back-wall technique などのテクニックを駆使して確実に遂行する技術を意味する．Zone I では掌側の皮下静脈を吻合する必要があるが，丹念に探ると外径 0.3～0.7 mm の静脈が必ず 2, 3 本は発見できる．動脈と異なり，血管壁が非常に薄く脆弱であるが，十分な剝離ができれば吻合可能である．静脈吻合には 12-0 ナイロンの使用が勧められる．USP 規格の 11-0 ナイロン糸の直径は 0.01～0.019 mm，12-0 ナイロン糸は 0.001～0.009 mm であり，我々の成績も 12-0 ナイロンの使用により向上した．また，静脈移植の使用も積極的に行う必要がある．我々の経験では，zone I では動脈の再建には約 36％に，静脈には 23％に静脈移植が必要であった．特に，母指の zone I の再接着では，ほとんどの症例で動脈・静脈とも静脈移植を行い再建している[10)]．Koshima は受傷日に動脈のみを吻合し，術後 1, 2 日目に静脈を吻合する方法を delayed venous repair として報告している[16)]．この方法の利点は，還流が良好となり血管径が拡張するため，静脈吻合が容易になることである．筆者には経験がないが，有用な方法であると考えられる．

指尖部再接着の成功率は，切断レベル，切断タイプに左右され，また，術者の経験・技術にも大きく影響されるが，一般的に 80～90％と良好な成績が報告されている．機能的成績に関しては，概ね満足できる成績が報告されている．筆者の術後 1 年以上経過した 32 例の機能的成績は，94％で Semmes-Weinstein test で防御知覚以上の知覚が獲得でき，DIP 関節の可動域は平均 60°であった[11)]．Kim らは，術後 6 か月以上経過した 52 例の成績を報告しているが，静的 2 点識別覚は，平均 8 mm であった[17)]．筆者は，単独指の指尖部切断に対する再接着と断端形成の術後成績を比較し，再接着により得られる機能的意義について検討した[18)]．その結果，再接着が断端形成術に比べて痛みのない指尖部の再建が可能であり，DASH score でも再接着の方が良好であった．整容的成績に関しては，当然のことながら他の手術方法に比べて患者の満足度も高いが，爪の変形と指腹部の萎縮が問題となることがある．Nishi らは，切断レベルが爪半月より末梢であれば，爪の変形も軽度であるとしているが，爪半月より中枢であれば，爪母の損傷があるため爪の再生が不良になるとしている[19)]．指腹部の萎縮は，術後に血行障害を起こした症例に生じやすく，二次的な hook nail deformity の原因となる[20)]．

まとめ

指尖部再接着の成功例は，整容的のみならず機能的予後も非常に良好であり，患者の満足度は高い．Minor injury の指尖部切断では，合併症を起こすことなくスムーズに再接着を成功させるのが原則であり，その成功の鍵は静脈吻合である．しかし，すべての指尖部切断に再接着の適応があるわけではなく，個々の患者の希望・社会的背景を十分に考慮して適応を決める必要がある．

文 献

1) Yamano, Y. : Replantation of the distal part of the fingers. J Hand Surg. **10-A** : 211-218, 1985.
2) Chen, C. T., Wei, F. C., Chen, H. C., et al. : Distal phalanx replantation. Microsurgery. **15** : 77-82, 1994.
3) Foucher, G., Norris, R. W. : Distal and very distal replantations. Br J Plast Surg. **45** : 199-203, 1992.
4) Goldner, R. D., Stevanovic, M. V., Nunley, J. A., et al. : Digital replantation at the level of the distal interphalangeal joint and the distal phalanx. J Hand Surg. **14-A** : 214-220, 1989.
5) Gordon, L., Leitner, D. W., Buncke, H. J., et al. : Partial nail plate removal after digital replantation as an alternative method of venous drainage. J Hand Surg. **10-A** : 360-364, 1985.
6) Han, S. K., Lee, B. I., Kim, W. K. : Topical and systemic anticoagulation in the treatment of absent or compromised venous outflow in replanted fingertips. J Hand Surg. **25-A** : 659-667, 2000.
7) 服部泰典, 土井一輝, 桑田憲幸ほか：指尖部切断の治療. 日手会誌. **14**：102-104, 1997.
8) Tamai, S. : Twenty years' experience of limb replantation. J Hand Surg. **7** : 549-556, 1982.
9) 石川浩三, 小川 豊, 添田晴雄ほか：手指末節部切断に対する新しい区分法(Zone 分類). 日本マイクロ会誌. **3**：54-62, 1990.
10) Hattori, Y., Doi, K., Ejiri, S., et al. : Replantation of very distal thumb amputations with pre-osteosynthesis interpositional vein graft. J Hand Surg. **26-B** : 105-107, 2001.
11) Hattori, Y., Doi, K., Ikeda, K., et al. : Significance of venous anastomosis in fingertip replantation. Plast Reconstr Surg. **111** : 1151-1158, 2003.
12) 土井一輝：四肢再建におけるマイクロサージャリーの現状と問題点. 日本マイクロ会誌. **16**：79-92, 2003.
13) 服部泰典, 土井一輝, 桑田憲幸ほか：切断指再接着術に対する医療用ヒルの使用経験. 日本農村医学会誌. **46**：23-26, 1997.
14) 服部泰典, 土井一輝, 池田慶裕：切断指再接着術におけるリスクマネジメント. 日本マイクロ会誌. **15**：31-36, 2002.
15) Akyurek, M., Safak, T., Kecik, A. : Fingertip replantation at or distal to the nail base. Ann Plast Surg. **46** : 605-612, 2001.
16) Koshima, I., Yamashita, S., Sugiyama, N., et al. : Successful delayed venous drainage in 16 consecutive distal phalangeal replantations. Plast Reconstr Surg. **115** : 149-154, 2005.
17) Kim, W. K., Lim, J. H., Han, S. K. : Fingertip replantations : Clinical evaluation of 135 digits. Plast Reconstr Surg. **98** : 470-475, 1996.
18) Hattori, Y., Doi, K., Ikeda, K., et al. : A retrospective study of functional outcomes after successful replantation versus amputation closure for single fingertip replantations. J Hand Surg. **31-A** : 811-818, 2006.
19) Nishi, G., Shibata, Y., Tago, K., et al. : Nail regeneration in digits replanted after amputation through the distal phalanx. J Hand Surg. **21-A** : 229-233, 1996.
20) Hattori, Y., Doi, K., Sakamoto, S., et al. : Fingertip replantation. J Hand Surg. **32-A** : 548-555, 2007.

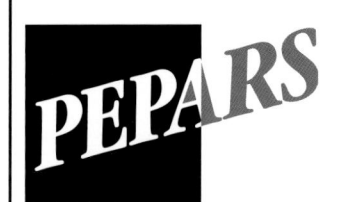

◆特集／切断指再接着術マニュアル

玉井分類 zone Ⅲ・Ⅳ切断指に対する再接着術

森谷　浩治*

Key Words：手指切断(digital amputation)，再接着術(replantation)，後療法(rehabilitation)，中央索(central band)，神経修復(nerve repair)

Abstract　玉井分類 zone Ⅲ・Ⅳ再接着指の機能障害は重篤であり，これを少しでも軽減させるためには近位指節間(PIP)関節の伸展不全を生じさせずに，同関節の屈曲可動域を増加させなくてはならない．実際の再接着術では最初に 5～10 mm の骨短縮を施行し，可能な限り強固な骨固定を行う．二次再建を考慮して深指屈筋腱は 4-strand 法以上の強い腱縫合法を用い，伸筋腱は中央索を 8 字縫合法でしっかり修復するが，その際に可能であれば断裂した側索を重ね合わせて中央索の補強とする．血管は静脈から吻合するが，特に指背正中に存在する最も太い皮下静脈の吻合に専心する．動脈は可能ならば両側の再建を行い，神経も両側縫合する．神経縫合が不可能な場合は，その側の指動脈は必ず吻合しておく．後療法は血行動態が安定してからの施行となるが，無理な可動域訓練に起因する PIP 関節の伸展不全の発生には十分注意しなくてはならない．

はじめに

小松，玉井が世界で最初に切断された手指の再接着術に成功した 1965 年以後も，その手術手技や器具，手術用顕微鏡の開発・改良は続けられている．しかしながら固有指部，特に玉井分類 zone Ⅳ における機能改善は 1980 年代と変わらず，未だに満足すべき結果が得られていない[1)2)]．そこで本稿では機能回復の難しい玉井分類 zone Ⅲ ないし Ⅳ 切断指に対する筆者らの再接着術ならびに後療法を含めた術後処置について詳述する．

治療前提

固有指部切断例における生着後の獲得関節可動域(ROM)は一般的に不良であるため[1)2)]，再接着指では ROM 制限などの機能障害が認められても能力障害の回復が良好ならば，腱剝離などの二次再建手術の適応とはなりにくい[3)]．玉井分類 zone Ⅲ ないし Ⅳ における切断指では基本的に中手指節 (MP)関節の機能が温存されているため，その再接着術では遠位指節間(DIP)関節の機能修復に固執するよりも，近位指節間(PIP)関節の機能をいかに回復させるか，またはそれに必要な後療法の実施を心掛けるだけでよい．具体的には PIP 関節の伸展不全を生じさせずに，同関節の屈曲 ROM の増加を目指すことになる[2)]．

一方，固有指部再接着指の感覚機能の回復は少なくとも防御知覚の獲得が可能なため比較的良好と言える[1)3)]．意外にも再接着術における神経縫合の有無と知覚回復の関係は今なお議論が尽きていないものの，修復すれば早期の機能回復が期待できる[4)]．

筆者らの再接着術の実際

1．適応

1970 年代以後，整容および機能的予後を踏まえて再接着術の適応は十二分に検討されてきた[5)6)]．

---

* Koji MORIYA, 〒957-0117　新潟県北蒲原郡聖籠町諏訪山 997　一般財団法人新潟手の外科研究所，研究部長

この議論で導き出された結論を考慮しながらも，現在，筆者らは希望があれば全ての切断指に対して積極的に再接着術を施行している．ただし，母指を含む多数指切断例において再接着し得る損傷指が少ない場合，母指には組織移植による良好な再建方法があることから，筆者らは母指以外の手指の再接着術を優先している[7]．

2．処置

A．搬送前

患者の搬送依頼を受けた段階で手術室の確保，手の手術器械セットや双極電気凝固器，0.7～1.5 mm 径 Kirschner 鋼線（K 鋼線），電動あるいは高圧ガス駆動ドライバー，振動骨鋸アタッチメント，手術用顕微鏡，四肢血管縫合用セットなどの器械類の準備をしておく．

B．搬送後

1）切断指や切断端の処置

搬送中の出血を軽減させようと，救急隊によって切断部よりも近位が縛られていることがある．そのような場合は，うっ血による余計な出血や長時間駆血に起因する区画症候群の危険性[8]を減らすため，それを解除し，清潔なガーゼによる圧迫止血へ変更する．固有指部であっても切断指の冷却は組織の二次的な変性および浮腫の発生を抑制し，機能的生着の鍵となるため，病院搬送後は切断指を清潔な生食ガーゼで包んでビニール袋に入れ，冷蔵庫（3～5℃程度）内で保存する[9]．

2）インフォームドコンセント[9]

再接着術後の機能回復状態のみならず，実際の使用状況[6]について，患者だけでなく家族に対してインフォームドコンセントを行う．また，「使用し得る手」にすることが最終的な目的であることを十分に説明し，将来的に追加手術が必要になる可能性については特によくインフォームドコンセントを行っておく．患者が女性の場合は骨接合部の遷延治癒や偽関節が男性と比べて生じやすいこと[10]，喫煙者では術後 3 日以後に遅発性の循環障害が発生し得ること[11]なども予め伝えておく．

3）術前検査[12]

術後の抗血栓療法に伴う出血に備え，検血やヘマトクリット，プロトロンビン時間，活性化部分トロンボプラスチン時間（APTT），血液型の検査を施行する．また，いつでも輸血ができるように交差適合試験の準備はしておく．

C．入室後[5)9)13]

浅指屈筋（FDS）腱や側索を除く，切断された全組織の一次修復が原則となる．適切な麻酔を施行した後，最初に切断指の準備に取りかかり，次いで空気止血帯装着下に切断端の処置，骨固定，腱縫合，血管吻合，神経縫合，皮膚縫合，外固定の順序で手術を進める．

1）切断指の準備（図 1）

ルーペ下に十分かつ最小限のデブリドマンを行う．側正中切開を切断指の両側に加え，手術用顕微鏡下に動脈・神経を同定・印付け（主にピオクタニンを着色）する[14]．再度ルーペ下に屈筋腱の靱帯性腱鞘を必要な分だけ開放して，深指屈筋（FDP）腱遠位断端ならびに指節骨を展開する．次いで指背側から静脈に注意しながら伸筋腱遠位断端と指節骨を露出する．この後，屈筋遠位断端には腱縫合に必要な縫合糸をかけ，指節骨には K 鋼線や軟鋼線を通しておく．また，圧挫型や引き抜き型の切断で，最初から静脈移植による動脈再建が必要と予測される場合は，この時点で前腕遠位掌側から採取した静脈の近位断端を切断指の動脈断端に縫合しておくこともある．

2）空気止血帯[8]

2 回以上の駆血を必要とする本手術では，空気止血帯に起因する予期せぬ合併症を防ぐ方策として滅菌された空気止血帯の使用が望ましい．丁寧な下巻きに心掛け，駆血時間は 1 回目が 120 分以下，出来れば 90 分以内，その後に解除時間を 10 分間設け，2 回目以降は 60 分間の加圧と 10 分間の除圧を繰り返す．特に装着時間の遵守は重要であり，長時間・複数回の駆血では上腕区画症候群が発症しかねないため注意が必要である．

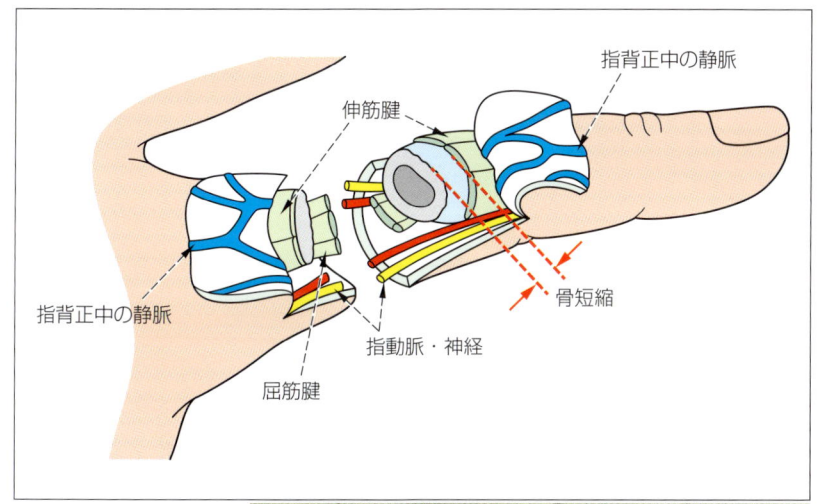

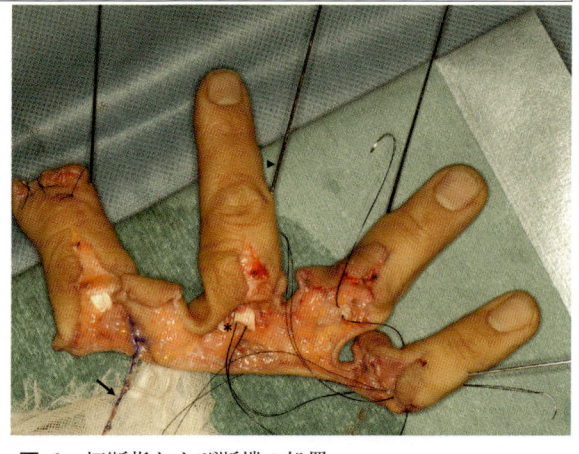

図 1. 切断指および断端の処置
a：シェーマ．切断指と断端に側正中切開を加え，掌側から指動脈・神経，屈筋腱ならびに指節骨を展開する．背側からは静脈に注意しながら，指節骨と伸筋腱を露出する．緊張軽減のため総計 5～10 mm 程度の骨短縮を実施する．
b：症例写真．予め母指尺側指動脈の断端には移植静脈（矢印）を吻合し，示～環指 FDP 腱遠位断端には縫合糸（星印），指節骨には K 鋼線（矢頭）を通しておいた．

3）切断端の処置（図 1）

術後の創縁壊死や化膿，二次的な血栓形成を防ぐ目的で切断端もルーペ下に十分なデブリドマンを施行する．その後，側正中切開を両側に加え，正常部から切断端に向かって動脈・神経を剝離・同定する．屈筋腱の靱帯性腱鞘を切離した後，FDP 腱近位断端と指節骨を展開する．指背側からも静脈に気を付けながら，伸筋腱と指節骨を露出する．

4）骨固定

皮膚や血管・神経のみならず，縫合腱に対する緊張軽減のため，骨断端を振動骨鋸で骨切りし，総計 5～10 mm 程度の骨短縮を実施する（図 1-a）．PIP 関節に及ぶ切断では機能的肢位での関節固定[9]，それ以外は指節骨を内固定する．再接着術後の遷延治癒または偽関節の発生率は 24% 程度と高率であるが，内固定方法の差異がその発生に影響することはない[10]．しかし，K 鋼線のみの骨固定では ROM 訓練の開始が遅延するため[2]，可及的に強固な内固定法が望ましい．筆者らは少なくとも Lister が報告した骨内鋼線締結法，可能であればより曲げ応力に抗した T-dimensional intraosseous wiring 法を実施している（図 2）[15]．

5）腱縫合（図 3）

FDP 腱と中央索の一次修復を行う．再接着指に対する腱剝離時に遭遇する縫合腱の断裂例[2)16]

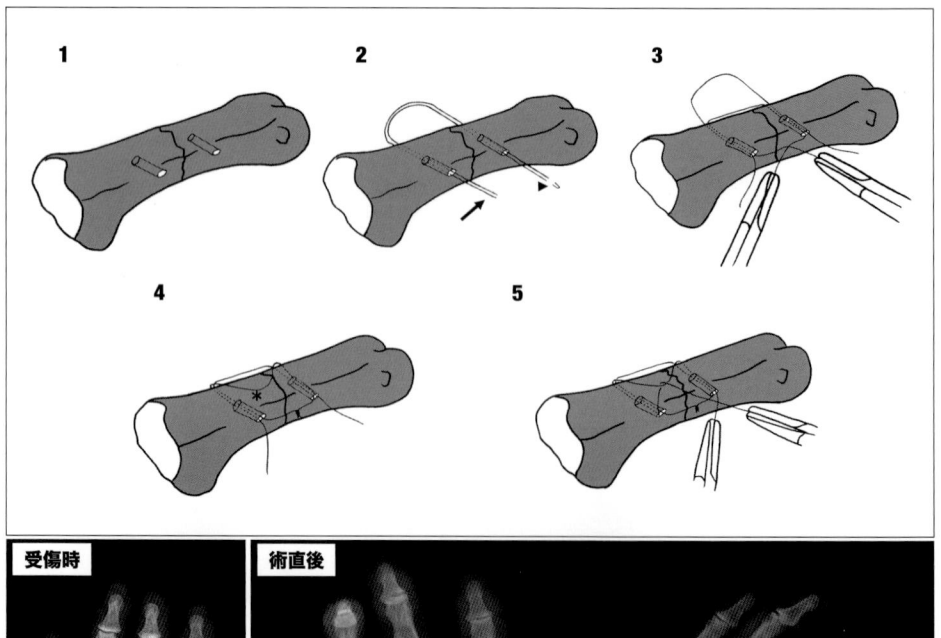

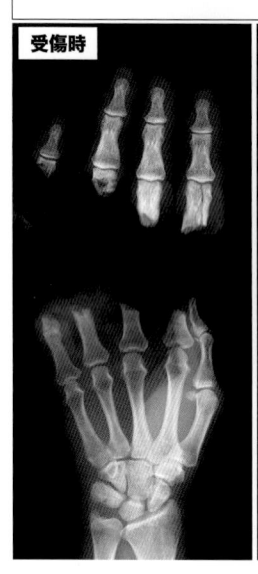

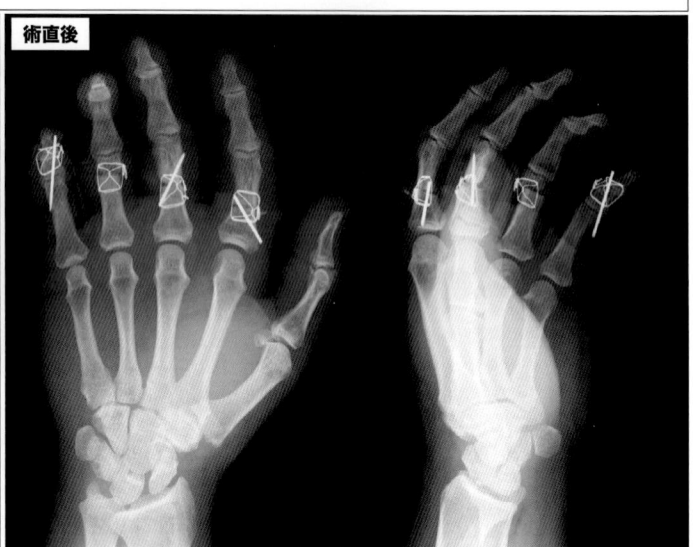

図 2. T-dimensional intraosseous wiring 法
a：シェーマ
1．径 1.2 mm K 鋼線を用い，骨軸に対して垂直な骨孔を近位および遠位両骨片に作製する．
2．2 つ折り軟鋼線(矢印)を骨孔に通した後，軟鋼線の折り返し部を切断する(矢頭)．
3．どちらか一方の軟鋼線で周囲締結を行う．
4．もう一方の軟鋼線中央部を背側へ折り返す(星印)．
5．折り返し部に一方の断端を通し，軟鋼線の交差部が骨折部と一致するように締結する．
b：症例写真．示・中・小指には径 1.2 mm K 鋼線の刺入を追加した．

を考慮すると，可能な限り強い腱縫合法を適切に実施すべきである．筆者らは FDP 腱に対しては 4-strand 法以上の吉津 1 法または 2 法，中央索には 8 字縫合法を用いている．特に伸筋腱の修復は重要であり，再接着指の獲得 ROM に寄与しない側索は中央索に重ねて縫合するなど，より重要な中央索の補強として使用した方がよい[17]．以上の腱縫合後に筆者らは DIP 関節を仮固定し，さらに修復した屈筋腱の緊張に余裕があれば，術後 PIP 関節の屈曲位進行に起因する静脈還流不全を予防するため PIP 関節の伸展位仮固定も追加している[14]．

6）血管吻合(図 4)

最初の骨短縮によって本来の血管同士の吻合が

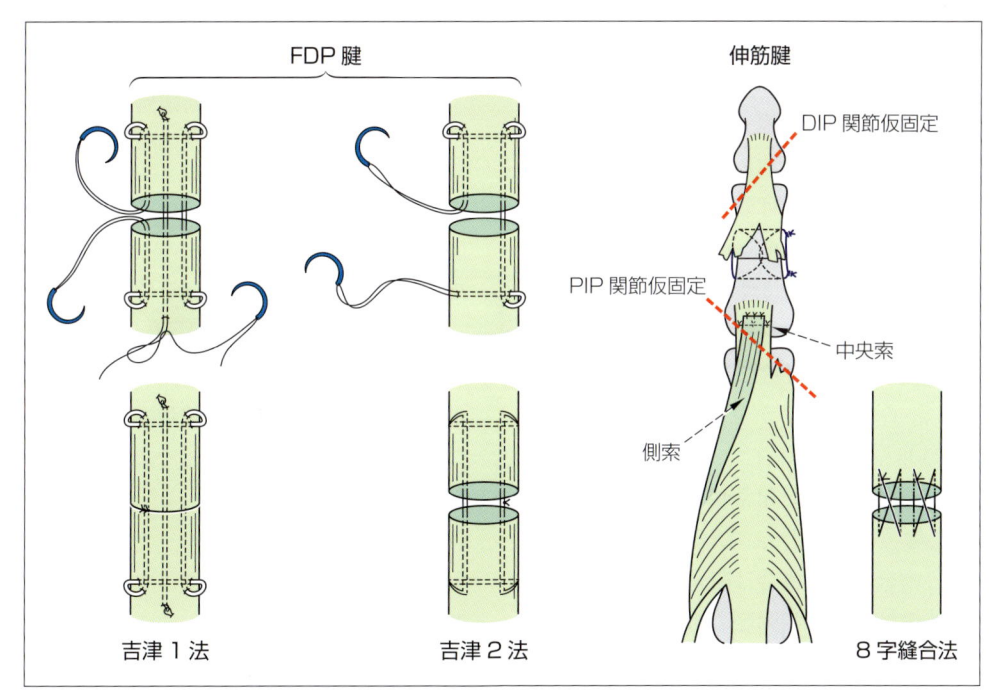

図 3. 腱縫合
FDP 腱に対しては吉津 1 法または 2 法，中央索には 8 字縫合法を用いる．中央索の修復は重要であり，可能であれば側索を中央索に重ねて縫合する．

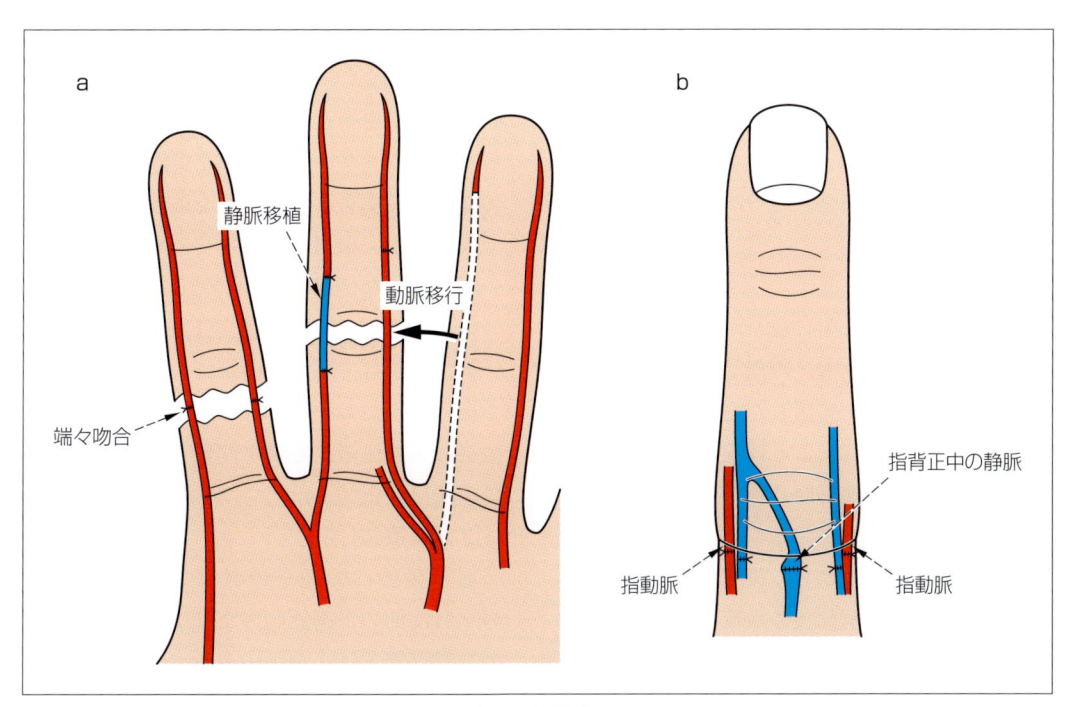

図 4. 血管吻合
a：動脈再建法．動脈は内膜損傷の程度や範囲に応じて端々吻合，静脈移植や隣接指からの動脈移行を施行する．
b：筆者の動・静脈吻合．両側の指動脈と指背正中にある比較的太い静脈の吻合を基本としている．

可能であり，また，それができるように努力すべきである．筆者らは先に静脈を吻合しており[14]，血管の剥離や分枝の切離，PIP 関節の伸展位仮固定によって端々吻合が通常可能である．動脈は内膜損傷の程度や範囲によっては端々吻合自体が困難になる場合がある．このような時は，躊躇わずに前腕遠位掌側からの静脈移植や静脈皮弁，隣接指からの(皮弁付き)動脈移行を施行する[1)7)9)14]．動脈再建が完了する目途が立ったらヘパリン 2,500～5,000 単位の急速静注[18]を行い，空気止血帯の解除後直ちにヘパリン化された血液が再接着指へ流入するようにしておく．

動・静脈の吻合本数の割合は限定して考える必要はなく，筆者は両側の指動脈の再建と指背正中に存在する最も太い皮下静脈の吻合を基本としている．急いで複数の静脈を吻合するより，たとえ 1 本であっても丁寧かつ確実に背側正中付近の太い静脈を吻合する意義は大きい．

7）神経縫合

再接着指の使用状況[6]を踏まえると知覚の回復は非常に重要であり，両側指神経の一次修復が原則となる．再接着指では吻合した動脈に沿って知覚神経が再生する可能性があるため[19]，この点からも神経縫合困難側の指動脈こそ吻合しておくべきである．

8）皮膚縫合

浮腫を考慮して皮膚は粗に縫合する．血管吻合部は無理に閉創するよりも，可能であれば有茎あるいは回転皮弁を用いて被覆した方がよい．しかし，皮弁の作製が常に行えるとは限らず，このような場合は遊離植皮で血管吻合部を被覆しても構わない[1]．

空気止血帯を解除してから，後述する抗血栓療法を開始する．止血帯解除後の血流状態が不安定ならば，躊躇わず吻合した血管の確認または再吻合を行った方が時間の節約となり安全である[9]．

9）外固定

術後は手関節 0～20°背屈，MP 関節 30°屈曲，指節間関節伸展位の前腕シーネで背側から固定し，不良肢位での拘縮を予防する[2]．

筆者らの術後処置

1．抗血栓療法[18]

術後 5～7 日間は 24 時間持続点滴による 2,000 m*l* の輸液を行い，その基剤の 1 つはヘスパンダーまたは低分子デキストランを使用する．未分画ヘパリンを APTT が受傷時の 1.5～2 倍になるように 1 日 10,000 単位から調節投与し，プロスタグランジン E$_1$ も 1 日 80 μg 使用する．包括医療制度などの制限もあるが，可能であればウロキナーゼを 1 日 240,000 単位投与する．深夜から朝方は血管痙攣をきたしやすいため，その時間帯で抗血栓療法が終わりになる場合は日中に終了するよう時間を調節する[20]．

2．術後管理[20]

血行が安定していれば排泄のみの移動は術後 2 日目から許可する．患肢はタオルを巻いて保温し，三角枕で肘関節を 30～60°屈曲させ，心臓よりも高い程度の挙上位を保持する．再接着指の循環障害は 73％が術後 72 時間以内に発生するため[11]，術後 24 時間は 1 時間毎，術後 24～72 時間は 2 時間毎に毛細血管再充満試験や指腹の膨隆，切断指用のカラースケールを用いた色調による再接着指の観察を実施する．初回包交の時期は出血の程度で決まるが，出血が多い場合は早期から頻回に行い，そうでなければ術後 7～10 日目に施行する．術後 7 日目以後の初回包交は血管痙攣の危険が高い朝方は避けて必ず日勤帯で行い，出血を吸収して硬くなったガーゼを無理に剝がすことはせず薬浴後に実施する．処置が問題なく終了したら抗血栓療法は中止する．

3．後療法（図 5）[2)16]

血行動態に問題なければ術後 1～3 週は患側肩・肘関節の自動運動および切断指を除く健常指の他動関節 ROM 訓練のみ行い，PIP 関節が仮固定されている症例は術後 3 週で仮固定の K 鋼線を抜去する．その後，術後 4 週からはシーネ内で患指を含めた手指の自動運動訓練を開始し，術後 5～6 週でシーネを外した手関節自動運動訓練を許可する．術後 6 週からは患指の他動関節 ROM 訓練も徐々に加えていき（図 5-a），術後 8 週以降

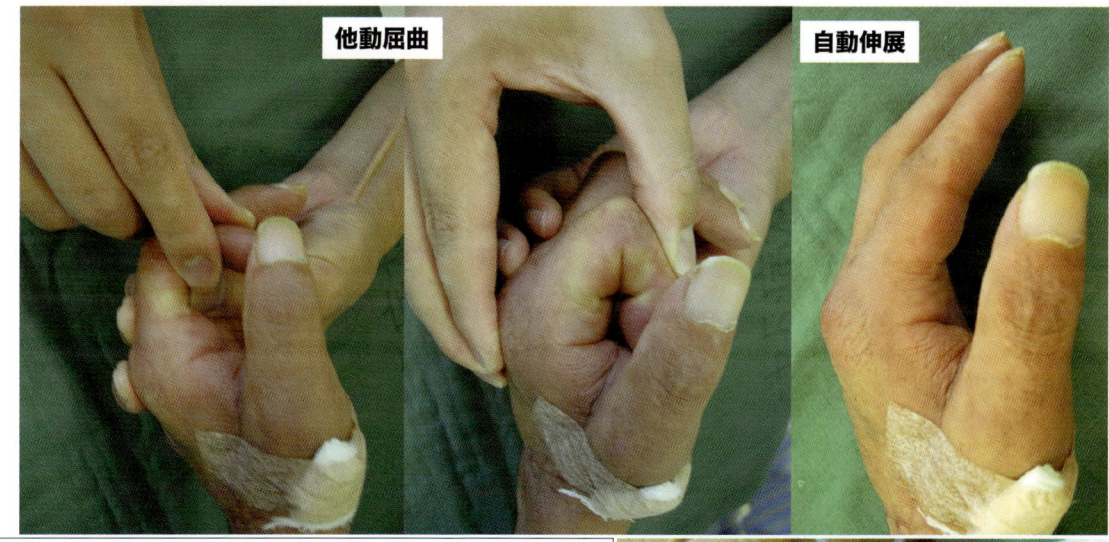

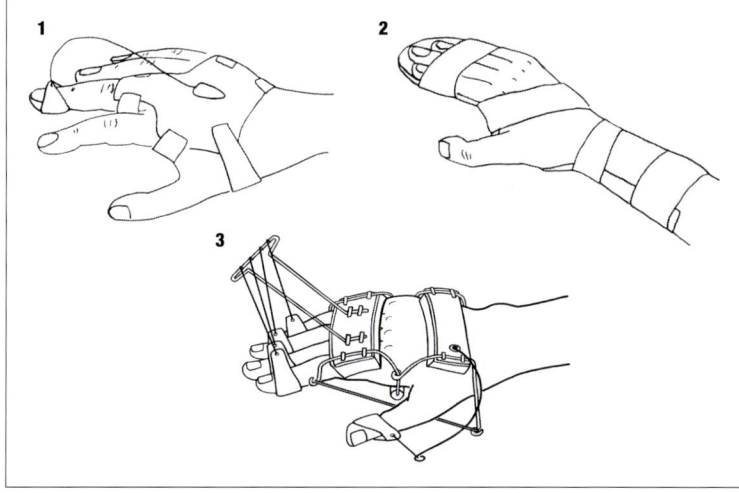

a	
b	c

図 5.
後療法
　a：他動 ROM 訓練
　　術後 6 週からは患指の他動屈曲訓練を開始するが，必ず自動伸展不全が生じていないことを確認しながら実施する．
　b：代表的な副子療法
　　Outrigger splint(1)，static splint(2)，knuckle bender splint(3)のいずれの副子も再接着指を伸展位に保持できるように作製する．
　c：伸筋腱剝離
　　剝離した伸筋腱(矢印)の下に基節部から挙上した有茎脂肪弁(星印)を敷き込む．

には他動的な伸側および屈側への伸張運動を追加する．この頃から PIP 関節の屈曲拘縮に対しては safety pin splint や joint jack splint，手指伸展拘縮に対しては adaptable web strap や strap & buckle，knuckle bender splint を用いた副子療法を組み合わせるが，常に伸筋腱側の弛みを生じさせないように注意しながら取り組む(図 5-b)．屈筋腱剝離[16)21)]は手指自動屈曲が他動屈曲より制限されている症例のうち，自動伸展が十分行えているものに限って術後 6 か月以降に行う．再接着指

に対する伸筋腱剥離[16)22)]の治療成績は屈筋腱剥離よりも不良なため，その施行には注意する．実施する場合は手術操作を従来法のように癒着の除去だけに止めず，剥離した伸筋腱の下に有茎脂肪弁を敷き込むなどの工夫が必要である(図5-c)．

まとめ

玉井分類 zone Ⅲ・Ⅳにおける再接着指ではDIP 関節機能の修復に固執するよりも，PIP 関節の機能をいかに回復させるか，またはそのための適切な後療法を実施することに専心する．FDS腱と側索を除く，切断された全組織の一次修復が原則となり，中でも中央索と神経の修復は重要である．断裂した側索の利用や両側指動脈の吻合は中央索や神経にとって，機能獲得の補助や次善の策となるため試みるべきである．後療法は血行動態が安定してからの開始となるが，無理な ROM訓練に起因する PIP 関節の伸展不全の発生には十分注意しなくてはならない．

文献

1) 吉津孝衛：切断上肢 93 再接着部にもとづく技術，機能回復および適応の検討．新潟医会誌．95：26-43，1981．
   Summary 再接着術に関する手術手技や機能回復，二次再建について詳細に述べられている．
2) 森谷浩治ほか：再接着指の後療法における課題．日本マイクロ会誌．22：306-312，2009．
3) 吉津孝衛：切断手・指再接着の二次的機能再建．整形外科 MOOK．48：52-67，1987．
   Summary 再接着指に対する二次再建手術について詳述されている．
4) 後藤真一ほか：切断指再接着後の経時的な知覚回復．日本マイクロ会誌．25：196-200，2012．
5) 吉津孝衛ほか：切断肢(指)再接着の問題点．手術．28：1313-1322，1974．
   Summary 再接着術における手技上の問題点について，筆者の経験に基づき述べられている．
6) 吉津孝衛：機能回復からみた再接着の適応について．日手会誌．1：765-768，1985．
7) 吉津孝衛：挫滅切断の処置．日手会誌．2：842-846，1986．
   Summary 挫滅切断手に対する初期治療を機能再建の面から考察している．

8) 森谷浩治ほか：長時間の空気止血帯使用により区画症候群を発生した多数指切断の2症例．日本マイクロ会誌．27：30-34，2014．
9) 吉津孝衛：切断肢・指再接着．別冊整形外科．1：199-207，1982．
   Summary 切断肢・指に対する再接着術の一連の流れについて詳述されている．
10) 森谷浩治ほか：再接着指の遷延治癒や偽関節に対する影響因子の検討．日本マイクロ会誌．28：58-63，2015．
11) 森谷浩治ほか：再接着指における術後循環障害の発生状況．日本マイクロ会誌．25：127-132，2012．
12) Steichen, J. B., et al.(牧　裕ほか訳)：切断手指再接着と血行再建．ハンター・新しい手の外科．津山直一ほか監訳．945-968，協同医書出版社，1994．
    Summary 手指再接着術の全般について述べられている．
13) Maki, Y.: Digital replantation. Operative microsurgery. Boyd, J. B., et al., ed. pp685-697, McGraw-Hill Educaton, New York, 2015.
    Summary 切断指再接着術の適応から手術手技，後療法まで詳述されている．
14) 成澤弘子ほか：再接着準備の Dissection．日本マイクロ会誌．22：88，2009．
    Summary 再接着時の展開法について述べられている．
15) 森谷浩治：Intraosseous wiring 法．MB Orthop．25(4)：29-34，2012．
16) 森谷浩治ほか：玉井分類 Zone Ⅳ または Ⅴ 再接着指に対する腱剥離術の治療成績．日本マイクロ会誌．24：14-19，2011．
17) 森谷浩治ほか：玉井分類 Zone Ⅳ 再接着術後の可動域に対する側索修復の影響．日本マイクロ会誌．26：28-32，2013．
18) 森谷浩治ほか：当科における切断指に対する抗血栓療法の実施状況．日本マイクロ会誌．24：417-421，2011．
    Summary 再接着術後の抗血栓療法について記されている．
19) 坪川直人ほか：指再接着時の神経端側縫合例と神経非縫合例の知覚神経回復の比較．日本マイクロ会誌．21：108，2008．
20) 森谷浩治：手指再接着術後の看護．整形外科看護．16：608-612，2011．
    Summary 再接着術後の管理について詳しく述べられている．
21) 森谷浩治ほか：手掌中央以遠における屈筋腱剥離術．関節外科．29：903-909，2010．
22) 森谷浩治ほか：腱剥離術　伸筋腱．MB Med Reha．145：69-76，2012．

好評

骨・軟部腫瘍診断の熟達者が伝えたい，見逃さないための44視点！

見逃さない！
骨・軟部腫瘍外科画像アトラス

大幸 俊三/著　日本大学医学部客員教授

- 2014年5月刊
- 本体価格6,000円＋税
- B5判・150頁
- **オールカラー**
  <全169症例画像を呈示>

部位別に疾患を示し，さらに代表症例には著者の経験から得た「視点」を交えながら診断のコツを解説．日常診療で「これは？」と疑うとき紐解きやすいよう，使いやすさに工夫を凝らした一冊です．

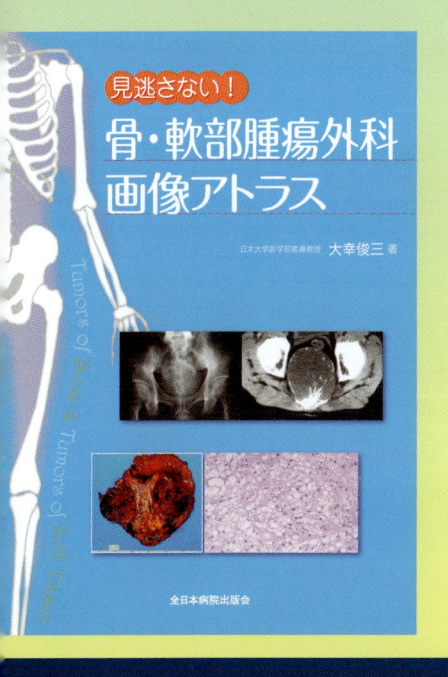

[主な項目]
Ⅰ．総　論
1．骨・軟部腫瘍の悪性度
2．骨・軟部腫瘍の確定診断
3．骨・軟部腫瘍の診断と治療の手順
4．自覚症状　　5．術前の問題点
6．中間群、低悪性、高悪性腫瘍の局所治療
7．切除後充填/骨移植　　8．血管移植/方法
9．遊離/有茎筋皮弁による再建法
10．化学療法　　11．術後合併症
12．骨・軟部腫瘍の分類
13．穿刺生検　　14．切開生検のpitfall
15．不適切手術後の治療　　16．切除縁評価
17．骨・軟部腫瘍切除後機能評価
18．骨・軟部腫瘍と代表症例の解説（発生年齢・部位・治療）
Ⅱ．カラーアトラス：発生部位の骨・軟部腫瘍疾患一覧

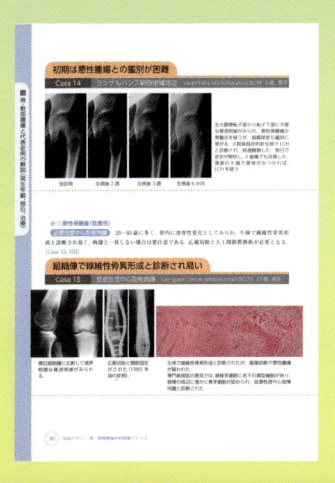

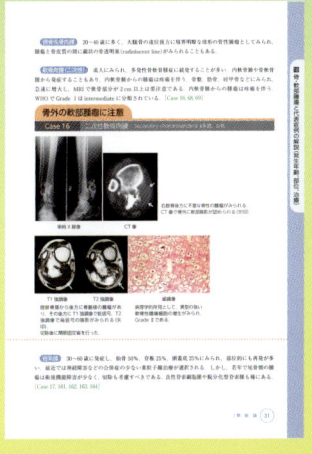

全日本病院出版会
〒113-0033　東京都文京区本郷3-16-4　Tel:03-5689-5989
http://www.zenniti.com　　　　　　　 Fax:03-5689-8030
お求めはお近くの書店または弊社ホームページまで！

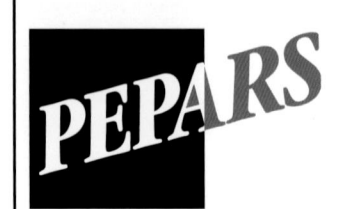

◆特集/切断指再接着術マニュアル

切断指再接着，再建における静脈皮弁の役割

五谷　寛之[*]

Key Words：静脈皮弁(venous flap)，再接着(replantation)

Abstract　静脈皮弁は吉村によって開発された，本邦発の皮弁であるが，現在においても切断指再接着においては，血管と皮膚欠損の双方を補填することができる利点がある．また，その採取手技の容易さや伝達麻酔下でも施行可能であることなどから有用であるほか，知覚皮弁として指尖再建に用いることが可能である．一方口径差を考えて血管吻合を行う必要性があるほか，うっ血する可能性があり，可能であれば静脈吻合の追加を行うことも必要である．

はじめに

切断指再接着は挫滅を伴う症例も頻繁に見受けられ，血行再建のみならず同時に組織欠損の修復を行う必要性があることも多い．本稿では手技的に比較的容易であると考えられる吉村[1)~3)]により本邦発で報告された静脈皮弁の切断指再建における適応や役割について，経験した症例を中心に紹介する．

症例および手技

静脈皮弁は静脈血のみを灌流させる皮弁よりは，生着面積を増大させるために動脈血の流入が必要であることはよく知られており，一般にはaVF(arterialized venous flap)[4)]とされる．

本稿では，静脈移植と同時に皮膚欠損部を被覆した皮弁への流入血管および流出血管が動脈のA-V-Aタイプ，末節掌側軟部組織再建を目的に行ったaVF(流入血管が指動脈，流出血管が指背指静脈の静脈皮弁，いわゆるA-V-V)について代表症例を紹介して考察を加える．採取部位は前腕および足底内側であった．

1．皮膚欠損と血行再建を同時に行った症例

症例1：50代，女性

プレス機による右示指中指不全切断，環指完全切断を受傷した(図1-a)．

1.2 cm×1.2 cmの静脈皮弁で尺側指動脈を再建すると共に，掌側の皮膚欠損部位を被覆する．掌側に皮弁を移植していたので他動伸展も可能となり，創外固定器を装着して術後4週でPIP関節の可動域訓練を開始可能であった．

症例2：20代，男性

左中指挫滅および指腹欠損(図2-a)に対して，A-V-VタイプのaVFを施行した．前腕より採取し，皮弁サイズは約45 mm×10 mmであった(図2-b)．皮弁は全生着した．術後の状態を図2-cに示す．

---

[*] Hiroyuki GOTANI，〒550-0022　大阪市西区本田2丁目1番10号　大阪掖済会病院副院長，手外科外傷マイクロサージャリーセンター，センター長
静岡理工科大学手外科微小外科領域先端医工学講座，主任教授

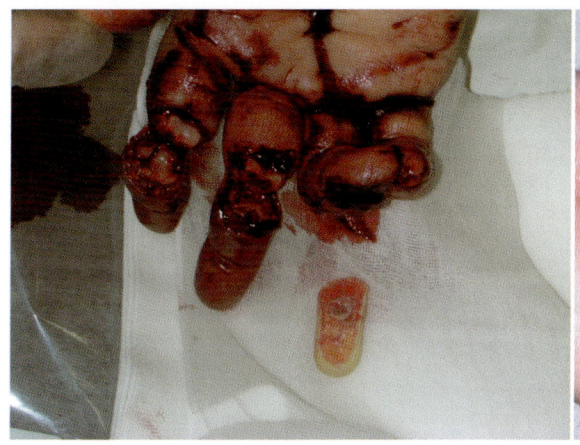

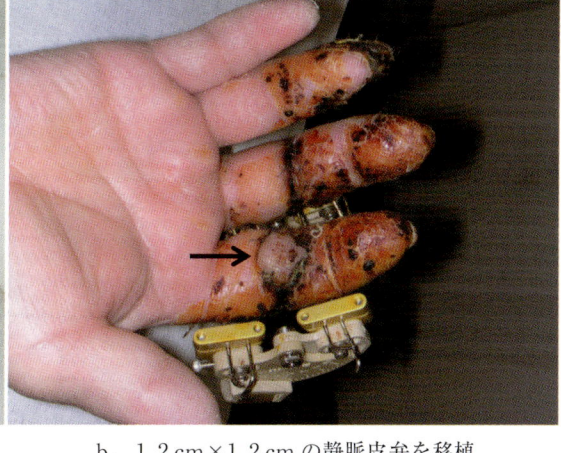

a．受傷時の状態　　　　　　　　　　　b．1.2 cm×1.2 cm の静脈皮弁を移植
図 1．症例 1：50 代，女性

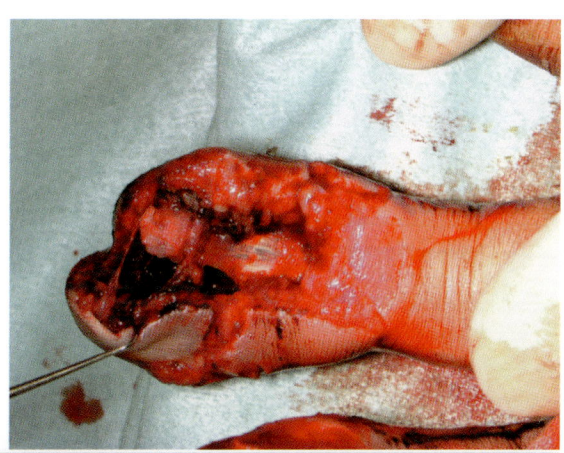

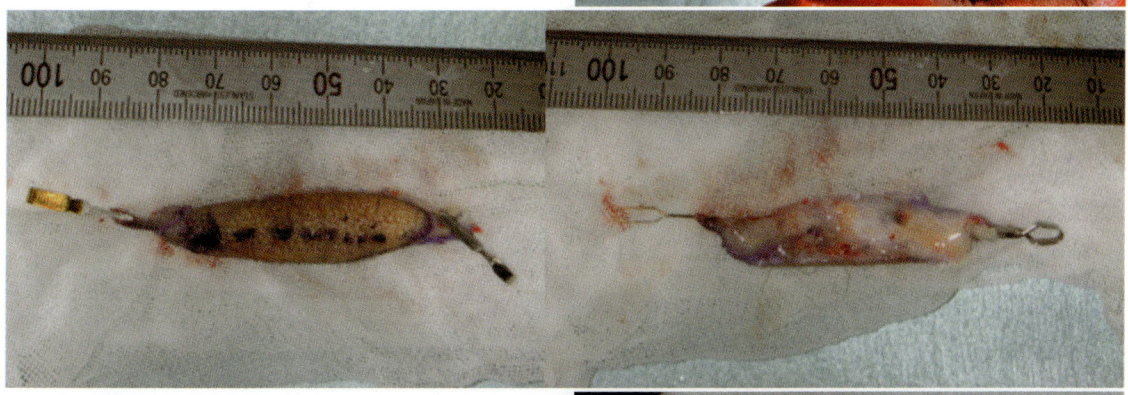

図 2．
症例 2：20 代，男性
　a：左中指背側より挫滅
　b：静脈皮弁を前腕より採取
　c：皮弁が生着した状態

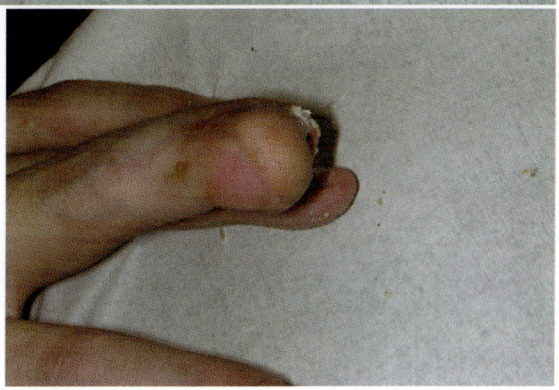

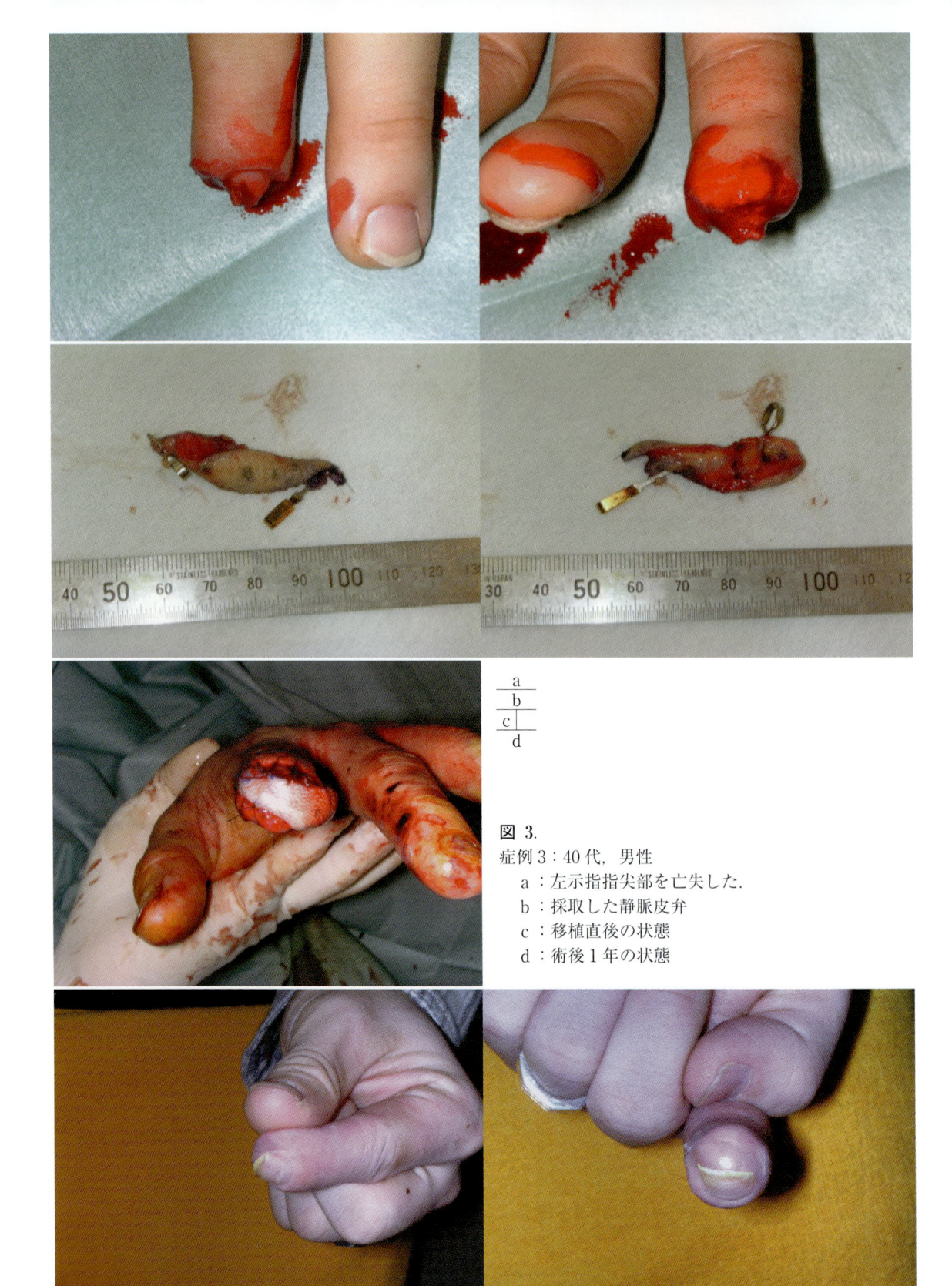

図 3.
症例 3：40 代，男性
　a：左示指指尖部を亡失した．
　b：採取した静脈皮弁
　c：移植直後の状態
　d：術後 1 年の状態

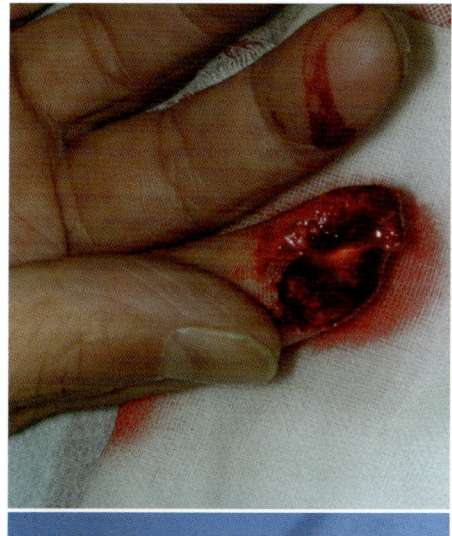

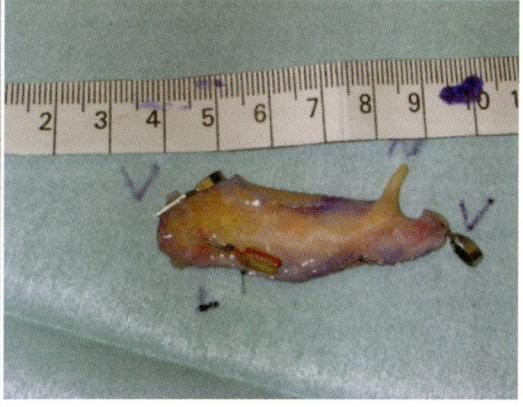

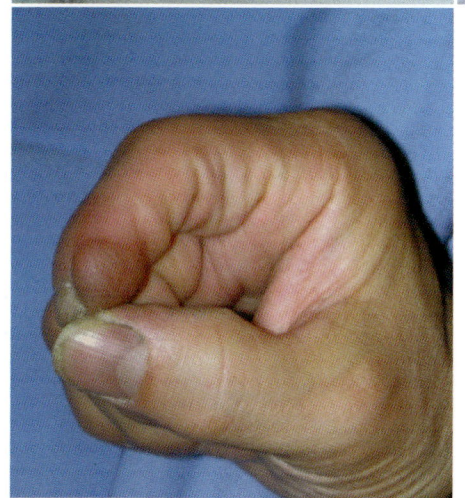

図 4. 症例 4：40 代，男性
a：右示指斜切断受傷
b：皮神経を付着した皮弁を採取した．
c：術後．知覚は S3 まで回復

症例 3：40 代，男性．左示指指尖部鈍的完全切断受傷（玉井分類Ⅱ）

指尖部は亡失されていたため（図 3-a）に，前腕より約 30 mm×10 mm の静脈皮弁を採取して DTPA 分枝に流入静脈を吻合．次いで指背の静脈に流出静脈を吻合した（図 3-b，c）．

術後 1 年で，ピンチ可能になり，指尖部には cold intolerance を認めなかった．

10 kg の pulp pinch が可能となった（図 3-d）．

症例 4：40 代，男性

右示指指尖部（玉井分類Ⅱ）の斜切断を受傷した（図 4-a）．

示指橈側であり知覚再建が重要と考えられたため，前腕の皮神経を含む皮弁を採取した（図 4-b）．

皮弁は橈側指動脈を流入静脈に，背側の皮静脈に 2 本の流出静脈を吻合した．皮弁は生着し，知覚は S3 まで回復した（図 4-c）．A-V-V タイプの皮弁に静脈吻合を 1 か所追加して，うっ血対策とした．

症例 5：40 代，男性

左示指，中指を鈍的損傷で不全切断受傷（FDP が引き抜きでありほぼ完全切断である）（図 5-a）．PIP 関節機能を温存するためには骨短縮はできなかった．尺側の指動脈再建と胴部の皮膚欠損部位を被覆するために静脈皮弁（図 5-b）を施行した．A-V-A タイプの皮弁として血管吻合を行った．

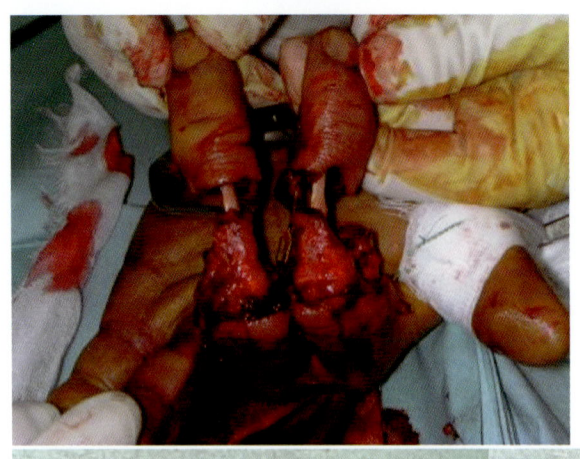

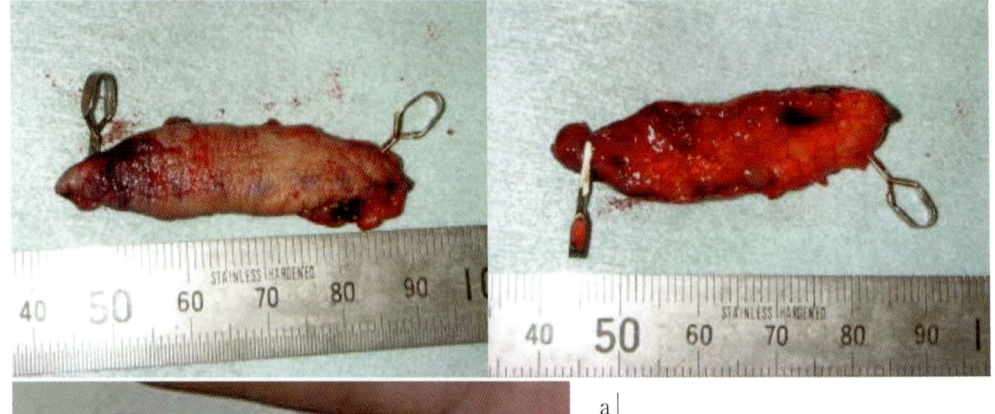

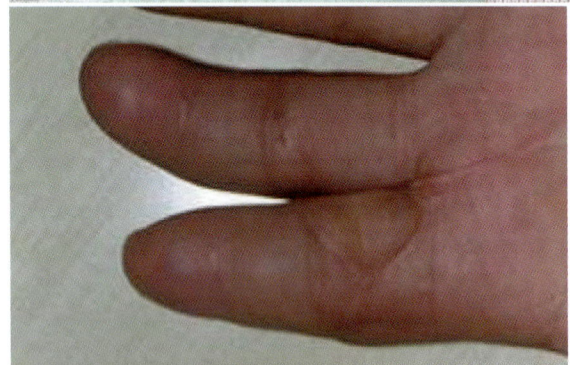

図 5.
症例 5：40 代，男性
　a：左示指中指不全切断例
　b：前腕より静脈皮弁を採取した．
　c：切断指は生着

切断指は生着し，その後，創外固定を装着して可動域訓練を行うことが可能となった(図 5-c)．

考　察

動脈化した静脈皮弁(aVF)の場合，採取部の候補が必要なサイズに応じて複数あること，また茎を長くとることが可能なこと，採取部位によっては口径も大きいこと，静脈移植と皮膚再建が同時に行えること[6]，伝達麻酔下でも短時間で容易に採取できること，などから切断指再建において穿通枝皮弁が発達した現在においても有用であると考えられる．一方うっ血しやすく，比較的大口径の流出静脈の確保が重要となる[3]．採取部で前腕の皮神経を含めることができれば知覚皮弁として利用が可能である．手指のどの部位にも応用可能であるほか，多数指が受傷している場合に対応可能な点が利点と考えられる．指尖再建に用いる場合には指腹の再建が主になると考えられ，知覚皮弁が有用である．その際には，年齢や本人の希望，爪再建や骨欠損を考慮に入れて足趾からの組織移植なども考える必要性がある．

文 献

1) 吉村光生：Venous skin graft 法. 形成外科. **27**：474-478, 1984.
2) Yoshimura, M., Shimada, T., Imura, S., Shimamura, K., Yamauchi, S.：The venous skin graft method for repairing skin defects of the fingers. Plast Reconstr Surg. **79**(2)：243-250, 1987.
3) 生田義和, 土井一輝, 吉村光生：静脈皮弁. 微小外科(改訂第2版). 229-235, 南江堂, 1993.
4) Inoue, G., Maeda, N., Suzuki, K.：Resurfacing of skin defects of the hand using the arterialised venous flap. Br J Plast Surg. **43**(2)：135-139, 1990.
5) 五谷寛之, 鈴木啓介, 田中祥貴ほか：整容と機能に配慮して遊離皮弁により修復した手指末節外傷症例の検討. 日本マイクロ会誌. **25**：188-195, 2012.
6) 五谷寛之：【イチから始める手外科基本手技】. イチから始める神経血管損傷. PEPARS. **91**：28-37, 2014.

好評書籍のご案内

カラーアトラス
乳房外Paget病
―その素顔―

著者：熊野公子、村田洋三
（兵庫県立がんセンター）

目　次
第Ⅰ章　乳房外Paget病とserendipityの世界
第Ⅱ章　乳房外Paget病の興味深い基礎知識
第Ⅲ章　乳房外Paget病の素顔に出会う術
第Ⅳ章　男性の外陰部乳房外Paget病の臨床パターン
第Ⅴ章　女性の外陰部乳房外Paget病の臨床パターン
第Ⅵ章　発生学から乳房外Paget病を俯瞰する：多様な皮疹形態の統一的理解
第Ⅶ章　外陰部以外の乳房外Paget病の特徴
第Ⅷ章　稀に出会う興味深い症例
第Ⅸ章　乳房外Paget病の鑑別診断
第Ⅹ章　乳房外Paget病の手術治療の進め方
第Ⅺ章　進行期の乳房外Paget病の話題

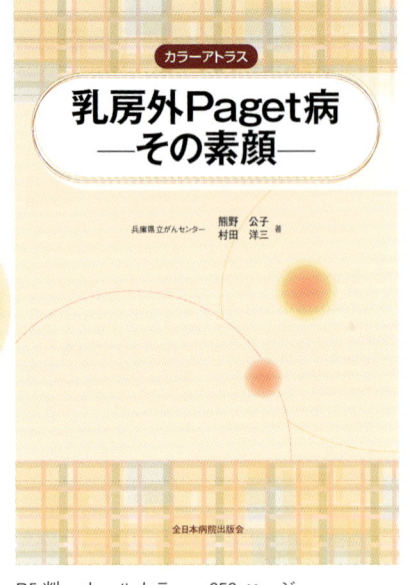

B5判　オールカラー　252ページ
定価（本体価格9,000円＋税）
ISBN：978-4-86519-212-4 C3047

　乳房外Paget病とは何か？　謎に満ちたこの腫瘍の臨床的課題に長年にわたって全力をあげて取り組み、数々の画期的業績を上げてこられた著者らが待望の書籍を刊行した。臨床に即した実践的内容の書物であるが、最近はやりの安直・マニュアル本とはまったく異なる。本書は乳房外Paget病を扱いながらも、その思想は広く医療の全般に通底する。皮膚腫瘍学のみでなく、臨床医学の思考能力を深め、実践的力量を高めるうえで必読の名著である。

（斎田俊明先生ご推薦文より抜粋）

　本書は熊野公子、村田洋三の名コンビによるおそらく世界初の、Paget病に関する総説単行本である。
　最近はEBM（Evidenced Based Medicine）という言葉がはやりだが、私（大原）は文献報告を渉猟・集積しただけでは真のEBMではないと考えている。本書のように、長年にわたる多数例を自らが経験すればこそ、そのなかから普遍的な真理が演繹的に導き出されるのである。
　両先生のライフワークである本書の完成を心から喜ぶものである。

（大原國章先生ご推薦文より抜粋）

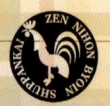

全日本病院出版会
お求めはお近くの書店、または弊社まで

〒113-0033　東京都文京区本郷3-16-4
Tel:03-5689-5989　Fax:03-5689-8030
http://www.zenniti.com

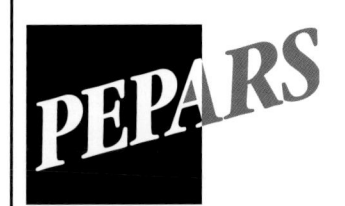

◆特集／切断指再接着術マニュアル
腓骨動脈穿通枝皮弁を用いた手指および足趾軟部組織再建

河村健二[*1] 矢島弘嗣[*2] 村田景一[*3]

Key Words: 腓骨動脈穿通枝皮弁(peroneal artery perforator flap), 穿通枝皮弁(perforator flap), 遊離皮弁(free flap), マイクロサージャリー(microsurgery), 軟部組織再建(soft tissue reconstruction)

Abstract　腓骨動脈穿通枝皮弁は，下腿外側に存在する腓骨動静脈の穿通枝を利用した皮弁である．下腿末梢1/3に多く存在するヒラメ筋と腓骨筋の筋間中隔を走行する穿通枝を用いれば，穿通枝の同定と剝離が容易である．穿通枝の動脈口径は1.2 mm，静脈口径は1.5 mmであり，遊離皮弁として用いる場合には，指の動静脈と血管口径が合い，指の軟部組織欠損の再建に有用である．皮弁は薄くしなやかであるため，指背の大きな皮膚欠損の再建に最も適している．知覚皮弁ではないので，指掌側の皮膚欠損の再建には適していない．足趾に対しては，wrap around flap を採取した際に生じる軟部組織欠損に，同一肢から腓骨動脈穿通枝皮弁を移植することで一期的な採取部の再建が可能である．その際に，長くて太い血管茎が必要な場合には，下腿近位外側でヒラメ筋を貫く穿通枝を用いることが勧められる．腓骨動脈穿通枝皮弁の解剖，手術手技，臨床応用について解説する．

はじめに

腓骨動脈穿通枝皮弁は，穿通枝皮弁の概念が確立する以前の1984年に，本邦の吉村らによってPeroneal flap の名称で報告されたのが最初である[1]．吉村らの初期の報告では，Peroneal flap は腓骨動静脈本幹を血管茎とした皮弁であったが，後には穿通枝のみを血管茎とした皮弁も Peroneal flap として報告されている[2]．最近の国際文献では，腓骨動静脈本幹を血管茎とする皮弁はPeroneal artery perforator flap，穿通枝のみを血管茎とする皮弁は Peroneal artery perforator-based flap と記載されることが多い[3〜5]．本稿では穿通枝のみを血管茎とする真の穿通枝皮弁(true perforator flap)である腓骨動脈穿通枝皮弁を用いた手指および足趾の軟部組織再建について述べる．

皮弁挙上に必要な解剖

嶋田と吉村の腓骨動静脈の穿通枝の解剖研究によると，下腿外側皮膚に分布する腓骨動静脈の穿通枝は，1肢につき4.8±1.4本存在し，下腿中央から末梢1/3に多く分布している[2]．穿通枝の走行方向は分岐部より中枢の皮膚に向かう上向型が4.7％，末梢の皮膚に向かう下向型が76.7％，垂直型が18.6％である．穿通枝の長さは5.5±1.6 cmで，腓骨動静脈からの分岐部での穿通枝の太さは，動脈が1.2±0.4 mm，静脈が1.5±0.5 mmである．また，穿通枝には筋肉を貫き皮膚へ分布する musculocutaneous type と筋間中隔を通り皮膚に分布する septocutaneous type があり，musculocutaneous type が71％，septocutaneous type が29％である．下腿末梢1/3に分布する穿通枝は septocutaneous type が多く，下腿中央に分布する穿通枝は musculocutaneous type が多い傾向がある．

[*1] Kenji KAWAMURA, 〒630-8305　奈良市東紀寺町1-50-1　市立奈良病院四肢外傷センター，医長
[*2] Hiroshi YAJIMA, 市立奈良病院，院長
[*3] Keiichi MURATA, 同病院四肢外傷センター，センター長

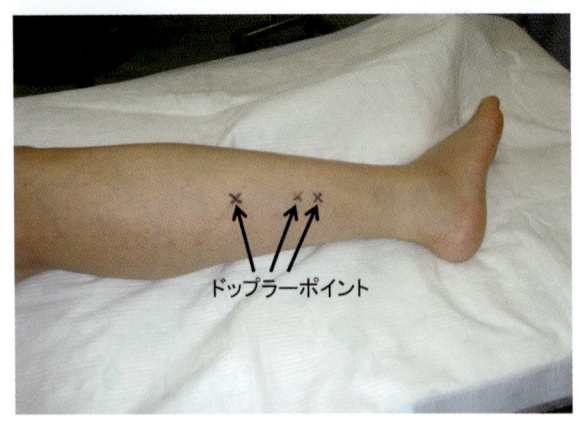

図 1. ドップラーポイント
ヒラメ筋と腓骨筋の間の陥凹部を触診しながらドップラー聴診器を用いて穿通枝を確認する．筋間中隔穿通枝は下腿末梢1/3に多く存在する．

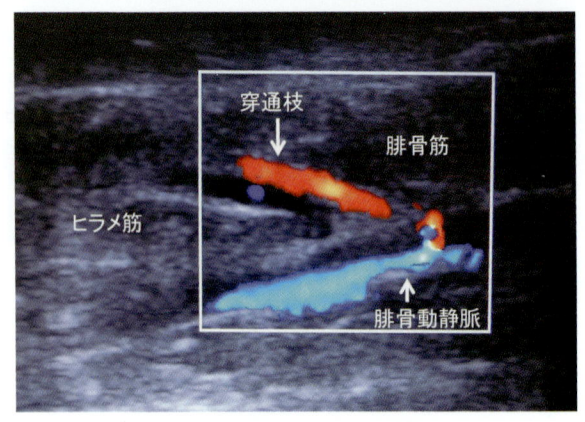

図 2. 穿通枝のエコー検査画像
エコーを用いれば正確な穿通枝の部位，走行方向が確認できる．穿通枝がヒラメ筋と腓骨筋の筋間中隔を走行しているのがわかる．

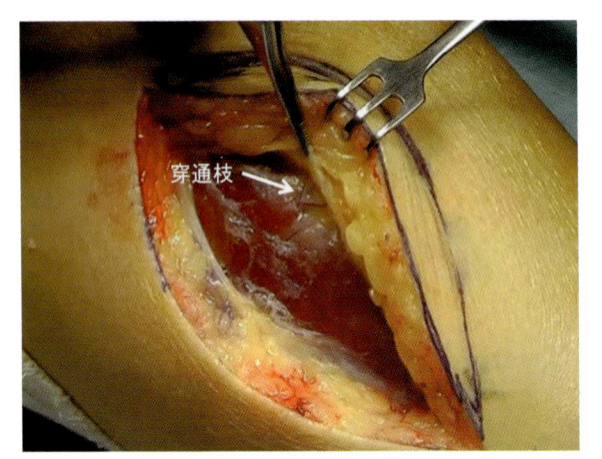

図 3. 皮弁挙上時の穿通枝の同定
デザインした皮弁の後方から切開し，ヒラメ筋膜下でヒラメ筋と腓骨筋の筋間中隔を走行する穿通枝を同定する．

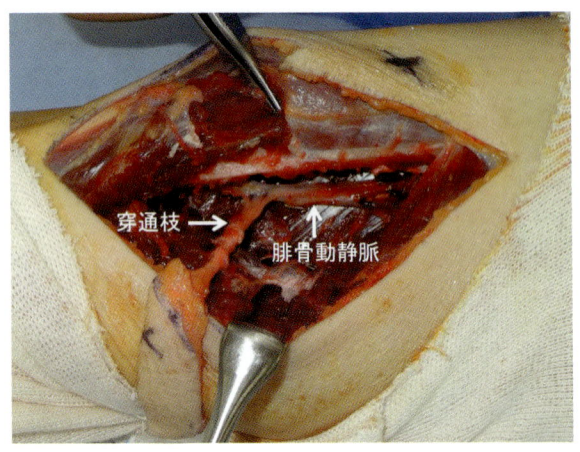

図 4. 皮弁挙上時
腓骨動静脈本幹から穿通枝が分岐しているのが確認できる．穿通枝のみを血管茎とする場合には，写真のように本幹を剥離する必要はない（解剖がよくわかるように本幹を使用した症例の写真）．

皮弁採取手技

　皮弁挙上時の体位は，仰臥位よりも側臥位か腹臥位で行う方が血管の剥離が容易である[6]．皮弁に用いる穿通枝の選択については，septocutaneous type の穿通枝を用いる方が血管の剥離が容易であるため，septocutaneous type の穿通枝が多い下腿末梢1/3で穿通枝を探すことが勧められる．まず，ドップラー聴診器を用いてヒラメ筋と腓骨筋の間の陥凹部で穿通枝を探す（図1）．次にエコーを用いて穿通枝が septocutaneous type であるかどうかと走行方向を確認しておくと便利である（図2）．穿通枝を含むように必要とする大きさの皮弁をデザインし，まず，皮弁の後方部に皮切を行う．穿通枝の同定は，ヒラメ筋の筋膜を切開して筋膜下で行うのが容易である（図3）．穿通枝がヒラメ筋と腓骨筋の筋間中隔を走行するseptocutaneous type であることが確認できれば，皮弁の前方にも皮切を行って皮弁を作製する．皮弁には筋膜をつける必要はない．穿通枝を腓骨動静脈本幹に向かって剥離していくが，穿通枝にはヒラメ筋や長母趾屈筋，腓骨への分枝が数多く存在するため，丁寧にそれらを結紮していく．腓骨動静脈本幹からの分岐部近くで穿通枝を結紮し皮

弁を採取する．皮弁の血管茎は最大6cm程度得ることが可能である（図4）．慣れれば皮弁の挙上に要する時間は30分程度である．一般的に幅3〜4cm程度までの皮弁であれば採取部の縫縮が可能である（図5）．

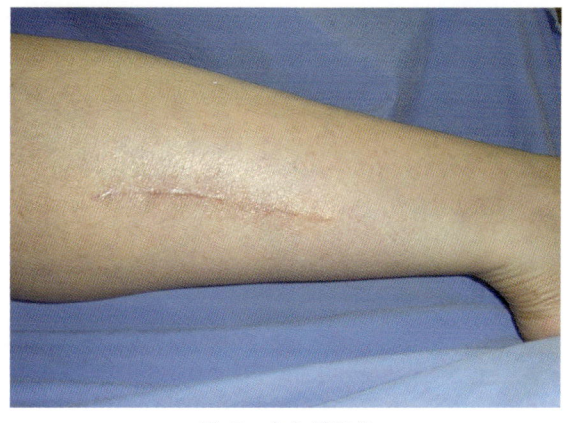

手指軟部組織再建

　腓骨動脈穿通枝皮弁は，手指の局所皮弁や有茎皮弁では被覆困難な比較的大きな手指の軟部組織欠損の再建に有用である[7]．しかし，腓骨動脈穿通枝皮弁は知覚皮弁ではないため，知覚が必要な掌側指尖部を含む皮膚欠損の再建には適していない．2指節以上にまたがる指側面か指背面の皮膚欠損が腓骨動脈穿通枝皮弁のよい適応と考える．特に，腓骨動脈穿通枝皮弁はしなやかで薄いために指背の皮膚との適合は良好である．穿通枝の太さは動脈が1.2mm，静脈が1.5mmであり，指動脈および指皮下静脈の口径とほぼ同じであるため血管吻合が容易である．移植の際には顕微鏡下に穿通枝の動脈と静脈を剝離して分離し，指掌側で指動脈と吻合し，指背側で皮下静脈と吻合する．使用する縫合糸は10-0である．欠点としては，男性では有毛であることが挙げられる．

症例1：60歳，男性

　農作業機械により右示指の皮膚欠損を伴う挫滅創を受傷した（図6）．皮膚欠損は示指末節部から基節部の尺側と背側に及んでおり，伸筋腱および

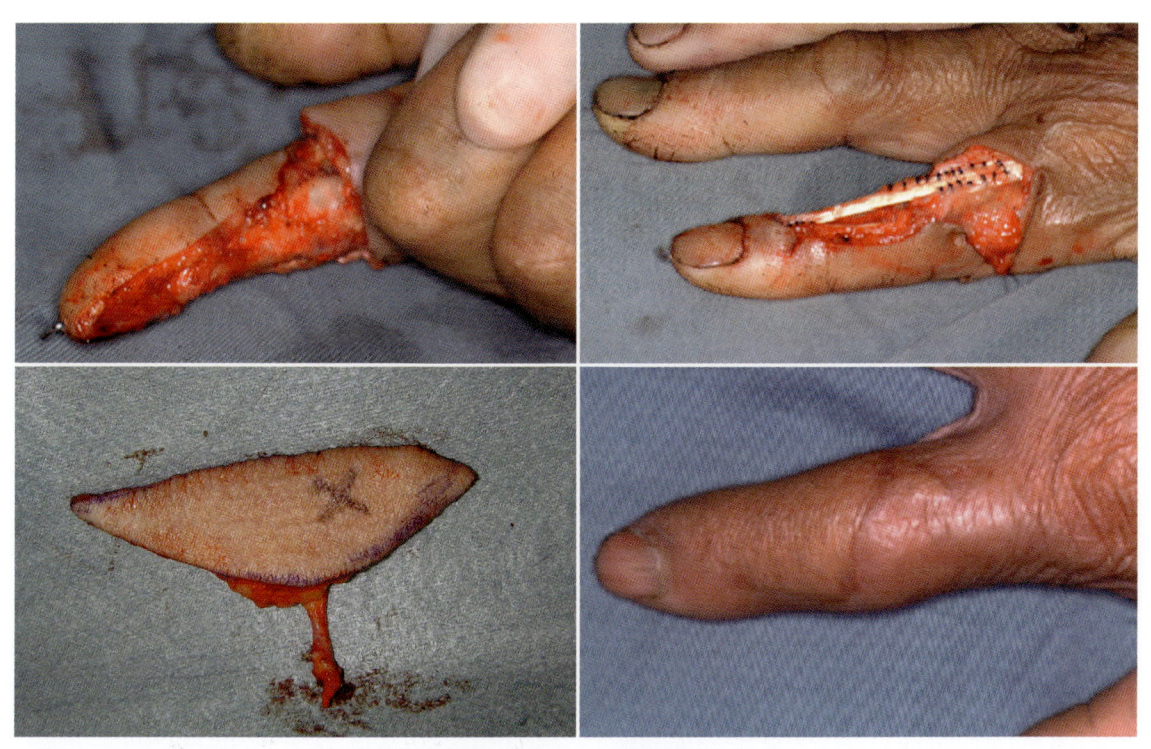

図5．皮弁採取部
皮弁の幅が3〜4cm程度であれば一期的な縫縮が可能である．

a	b
c	d

図6．手指への移植症例
a：右示指尺側と背側部の皮膚欠損を広範囲に認める．
b：欠損した伸筋腱は長掌筋腱を移植して再建した．
c：採取した遊離腓骨動脈穿通枝皮弁
d：術後の状態

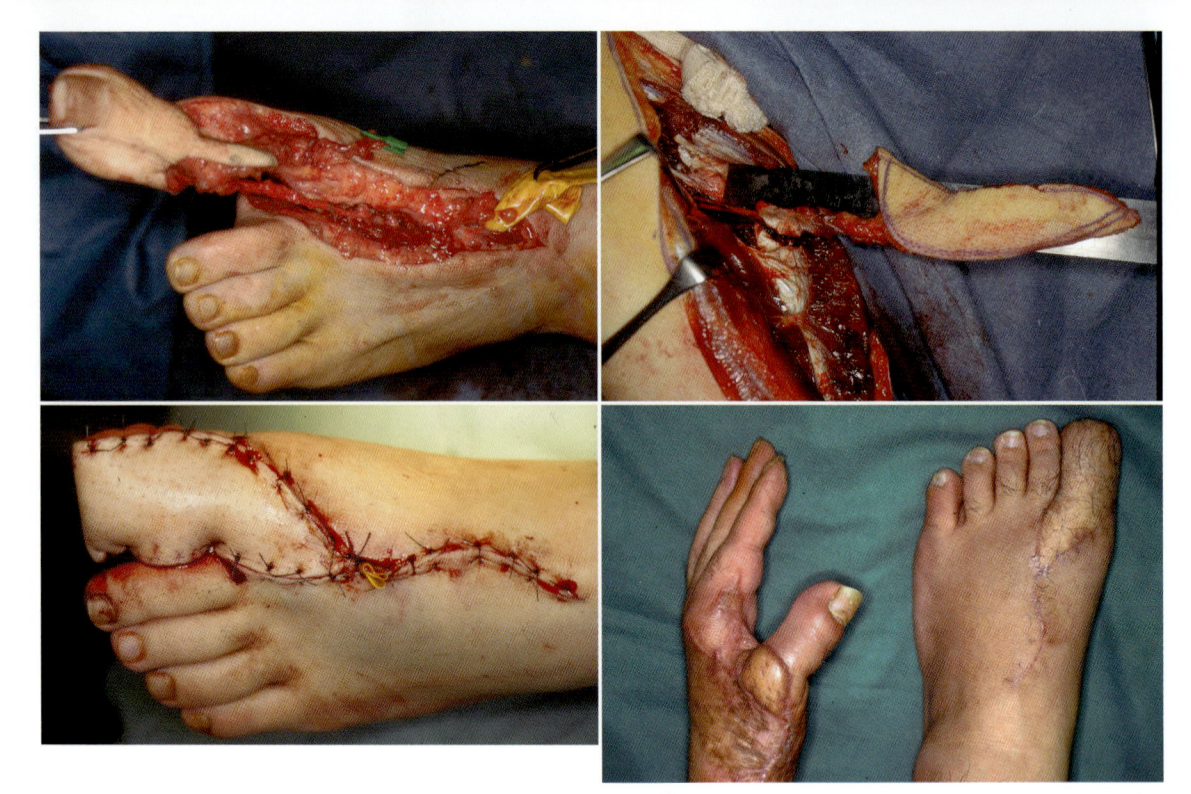

図 7. 足趾への移植症例
a：左母趾から wrap around flap を採取
b：左下腿近位外側からヒラメ筋を貫く穿通枝を血管茎とする腓骨動脈穿通枝皮弁を採取
c：腓骨動脈穿通枝皮弁により wrap around flap 採取部を一期的に再建した．
d：術後の状態

尺側の指動脈と指神経の欠損も合併していた．伸筋腱は長掌筋を移植して再建した．皮膚欠損に対して腓骨動脈穿通枝皮弁を移植した．皮弁の大きさは 5×3 cm であり，穿通枝の長さは 5 cm であった．穿通枝の動脈を損傷した尺側の指動脈断端と吻合し，穿通枝の静脈は指背側の皮下静脈と吻合した．皮弁は生着し良好な結果が得られた．

足趾軟部組織再建

筆者らは手指再建のために母趾から wrap around flap を採取した際に生じる軟部組織欠損に対して，腓骨動脈穿通枝皮弁を用いた再建術を施行している[8]．利点は，wrap around flap の血管茎の切り離した部位に，腓骨動脈穿通枝皮弁の血管茎を吻合できること，同一肢から皮弁が採取可能で一期的に母趾の軟部組織再建が可能なことである．Wrap around flap に用いる血管茎が底側趾動脈を用いる short pedicle である場合には手指の再建と同様の方法で問題ないが，足背動脈を用いる long pedicle である場合には，皮弁の穿通枝の長さと太さが不足するため工夫が必要となる．腓骨動静脈本幹を使用すれば十分長くて太い血管茎を得ることが可能であるが，あくまでも穿通枝のみを血管茎とする true perforator flap にこだわる場合には，下腿近位外側でヒラメ筋を貫く musculocutaneous type の穿通枝を皮弁の血管茎として用いれば長くて太い血管茎を得ることが可能である．この穿通枝はいわゆるヒラメ筋を栄養するメインの血管であり，約 40％は腓骨動静脈からの分岐であるが，残り 60％は後脛骨動静脈（約 21％）や，より中枢の血管（約 39％）からの分岐である[9]．穿通枝の動脈口径は約 1.9 mm であり，6.5〜9.5 cm の血管茎を得ることが可能である．

症例 2：37 歳，男性

外傷により欠損した左手の母指に対して左足の母趾より wrap around flap を移植した．Wrap

around flap 採取部の皮膚欠損に対して腓骨動脈穿通枝皮弁による一期的なドナー側の再建を施行した(図 7). 同側の下腿近位外側より 13×4 cm の腓骨動脈穿通枝皮弁を採取した. 穿通枝の長さは 8 cm であった. 穿通枝の動静脈を wrap around flap の血管茎として切離した足背動静脈に吻合した. 皮弁は生着し良好な結果が得られた.

まとめ

腓骨動脈穿通枝皮弁は筋間中隔の穿通枝を用いれば, 血管茎の同定と剝離が容易であり, 短時間で皮弁の挙上が可能である. 穿通枝の血管口径は指動静脈とほぼ同じであるため, 指の軟部組織欠損の再建に有用であり, 特に知覚が重要でない指背の再建に適した皮弁と思われる. 下腿近位部でヒラメ筋を穿通する筋内穿通枝を用いれば比較的長く太い血管茎が得られるため, wrap around flap 採取後の母趾の軟部組織欠損を一期的に再建することも可能である.

文 献

1) Yoshimura, M., et al.: Peroneal flap for reconstruction in the extremity: preliminary report. Plast Reconstr Surg. **74**: 402-409, 1984.
   Summary 腓骨動脈の穿通枝を利用した皮弁の最初の文献報告. 2 例の遊離移植と 1 例の有茎移植の臨床例が記載されている.
2) 嶋田隆夫ほか: 腓骨動・静脈系を利用した複合組織移植の解剖学的ならびに臨床研究―Peroneal Flap への応用―. 日整会誌. **63**: 1452-1463, 1989.
   Summary 腓骨動静脈およびその穿通枝の解剖学的研究の報告. 腓骨動脈穿通枝皮弁の挙上に必要な解剖が記載されている.
3) Kim, J. T.: New nomenclature concept of perforator flap. Br J Plast Surg. **58**: 431-440, 2005.
4) Rad, A. N., et al.: Peroneal artery perforator-based propeller flap reconstruction of the lateral distal lower extremity after tumor extirpation: case report and literature review. Microsurgery. **28**: 663-670, 2008.
5) Ruan, H. J., et al.: The extended peroneal artery perforator flap for lower extremity reconstruction. Ann Plast Surg. **64**: 451-457, 2010.
6) 河村健二ほか: 腓骨動脈穿通枝皮弁. 整形・災害外科. **58**: 579-584, 2015.
   Summary 腓骨動脈穿通枝皮弁の臨床応用例を報告した文献.
7) Kawamura, K., et al.: Clinical applications of free soleus and peroneal perforator flaps. Plast Reconstr Surg. **115**: 114-119, 2005.
8) Kawamura, K., et al.: Coverage of great toe defects after wrap-around flap transfer with a free soleus perforator flap. J Reconstr Microsurg. **21**: 225-229, 2005.
9) Yajima, H., et al.: Proximal lateral leg flap transfer utilizing major nutrient vessels to the soleus muscle. Plast Reconstr Surg. **93**: 1442-1448, 1994.
   Summary ヒラメ筋を穿通する血管を利用した下腿近位外側皮弁の解剖, 臨床応用例を報告した文献.

PEPARS 100号記念増大号

皮膚外科のための皮膚軟部腫瘍診断の基礎

編集／順天堂大学先任准教授　林　礼人

PEPARS No.100　2015年4月臨時増大号　オールカラー140頁　定価5,000円＋税

日常診療で扱う皮膚軟部腫瘍を見直しませんか？
関連各科との共通言語を習得し、
　　診断、外科治療に精通するための1冊！
　　　是非手にお取り下さい！！

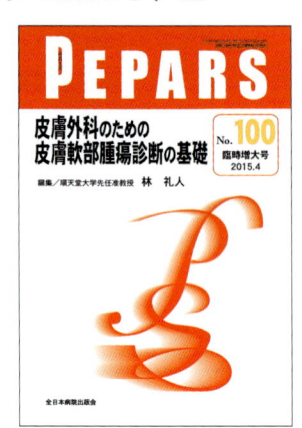

目　次

Ｉ．臨床ならびに病理診断
皮膚軟部腫瘍の診断と治療　―明日の皮膚外科医に向けて―　／　大原國章
皮膚軟部腫瘍に対する診察のポイント　／　入澤亮吉ほか
皮膚外科のための腫瘍病理の見方　／　寺師浩人ほか
Melanoma を中心とした黒色病変に対する皮膚腫瘍病理の見方　／　中村泰大
有棘細胞癌をはじめとする Non-Melanoma Skin Cancer
　に対する皮膚腫瘍病理の診方　／　松下茂人ほか
ダーモスコピーの見方　―疾患毎の代表的所見と診断上の留意点について―　／　外川八英

Ⅱ．画像診断
コラム ワンポイントアドバイス　超音波診断のススメ　／　清原祥夫
コラム ミニアトラス　皮膚軟部腫瘍の代表的疾患における超音波所見　／　林　礼人
血管腫・血管奇形に対する超音波検査　／　野崎　愛ほか
皮膚軟部腫瘍診断における画像検査(MRI)　／　藤本　肇
皮膚軟部腫瘍における画像検査(CT, PET 検査)　／　林　礼人ほか
皮膚悪性腫瘍におけるリンパ節の画像評価　／　元村尚嗣ほか

Ⅲ．外科的治療
生検術の行い方　／　清澤智晴
皮膚軟部悪性腫瘍の切除範囲　／　大芦孝平ほか
皮膚軟部悪性腫瘍に対する再建術の考え方　／　林　利彦ほか

㈱**全日本病院出版会**　〒113-0033　東京都文京区本郷 3-16-4
TEL：03-5689-5989　FAX：03-5689-8030

お求めはお近くの書店または弊社ホームページ（ http://www.zenniti.com ）まで！

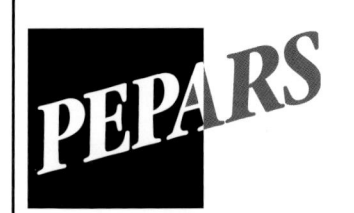

◆特集／切断指再接着術マニュアル

内側足底動脈穿通枝皮弁による指掌再建

光嶋　勲[*1]　山下修司[*2]　田代絢亮[*3]　成島三長[*4]　飯田拓也[*5]

Key Words：内側足底動脈穿通枝皮弁（medial plantar artery perforator flap），穿通枝皮弁（perforator flap），指掌再建（digital palmar reconstruction），足底再建（plantar reconstruction）

Abstract　内側足底穿通枝皮弁は内側足底部から採取する皮弁で，筋肉または筋膜をほとんど含めず1または数本の穿通枝のみ，または数 cm の内側足底血管を含めた短血管茎皮弁である．本皮弁は採取時間が短く，筋膜を含めないため皮弁採取部の足底知覚神経が露出せず低侵襲再建術が可能である．今後多用される可能性は大きいが術式と適応に関して若干の問題点もあるのでその適応については慎重であるべきである．

はじめに

手（指）掌側面と足部皮膚欠損再建に関してはこれまでに多くの方法が開発されてきた[1)～13)]．そのうち内側足底皮弁による足底再建法は最も信頼性が高いものとして現在多用されている．しかしこの方法は筋膜皮弁であり，内側足底部の筋膜と脂肪が切除されるため，同部に植皮がなされると術後の皮弁採取部の障害，特に知覚神経の絞扼による痛みを生じることがある．また，手術瘢痕が一部荷重部に及ぶと角化層の肥厚が起こり，歩行に際し有痛性の瘢痕となることがある．さらに植皮による瘢痕拘縮によって小児例では足の発育障害，構築の変形をきたす可能性がある．このため最近では本皮弁の適応としては採取可能な大きさに限界があり，また大きな欠損の植皮片による被覆は問題となっている．

一方，最近はマイクロサージャリーの技術が進歩し，0.3～1.0 mm 程度の微小血管の剥離，吻合（超微小外科；supermicrosurgery）が可能となった．これに伴い直径 1～2 mm の血管茎を用いたこれまでの筋皮弁，筋膜皮弁に代わって筋，筋膜を含めず直径 1 mm 以下の穿通枝で栄養される穿通枝皮弁が多用されつつある[14)15)]．足部の再建もこれまでの後脛骨動脈を茎とし足底筋膜を含める内側足底皮弁に代わり，内側足底穿通枝皮弁が新たに開発された[13)]．本稿では本穿通枝皮弁の手掌部再建を含めた術式と問題点についてこれまでに我々が得た若干の知見を述べる．

内側足底皮弁の歴史

1954 年，Mir y Mir[1)]が有茎内側足底皮弁（cross-leg flap）を用いた再建法を初めて発表し，1983 年に Morrison ら[2)]が知覚付き遊離内側足底皮弁を報告した．その後 Hidalgo, Shaw ら[4)]は手の皮膚欠損に対する遊離内側足底皮弁の応用例について述べ，Masquelet, Romana[7)]は medialis pedis flap の応用を報告している．1995 年，Ishikura ら[8)]は指皮膚欠損に対する medialis pedis flap の応用法を述べ，Lee ら[12)]は内側足底動脈と伴走静脈を茎とする小型内側足底皮弁による手指の再建を報告した．Inoue ら[5)]は手指皮膚欠損に対して本皮弁

[*1] Isao KOSHIMA，〒113-8655　東京都文京区本郷 7-3-1　東京大学医学部形成外科，教授
[*2] Shuji YAMASHITA，同，助教
[*3] Kensuke TASHIRO，同，助教
[*4] Mitsunaga NARUSHIMA，同，講師
[*5] Takuya IIDA，同，講師

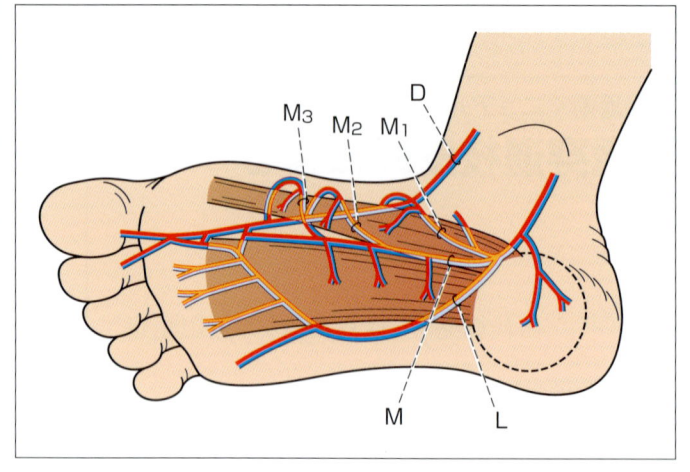

図 1.
内側足底動脈系と足背動脈系の走行のシェーマ.
L：外側足底動脈, M：内側足底動脈, D：足背動脈,
M1, M2, M3：内側足底動脈内側浅枝
内側足底動脈からは数本の内側浅枝とともに穿通皮枝が立ち上がる. 内側浅枝は足背動脈系の内側枝と吻合している(文献 13 より引用).
Schema of anatomy on medial plantar and dorsalis pedis arteries.
L：lateral plantar artery, M：medial plantar artery, D：dorsalis pedis artery, M1, M2, M3：superficial medial perforators of medial plantar artery
Several medial perforators connect to the medial branch of dorsal system. (Reprinted from ref. 13)

の微小穿通動脈を吻合する方法を述べ，2001 年，Koshima ら[13] が穿通枝または短茎の flow-through 型内側足底穿通枝皮弁による手指と足部の再建術について述べた.

内側足底穿通枝皮弁の定義と意義

内側足底部から採取した皮弁で，筋肉または筋膜をほとんど含めず 1 または数本の穿通枝のみ(true perforator flap)，または数 cm の内側足底動静脈を含めた短血管茎皮弁(T 字型茎皮弁；T pedicle flap, Short segmental pedicle flap)である. 本皮弁は採取時間が短く，筋膜を含めないため皮弁採取部の足底知覚神経を露出せず低侵襲再建術が可能で，脂肪切除によって thin flap とすることもできるため，今後足底再建のみでなく手掌再建にも多用される可能性が大きい. しかし術式に関して難易度が高いので，その使用については解剖に関する十分な学習と超微小外科手技が必要である.

内側足底部の血管解剖

土踏まず領域において内側足底動脈から数本の穿通枝が立ち上がる. 内側枝は第 1 楔状骨の中枢で主幹から分かれたのちに浅枝と深枝となる. 浅枝は medialis pedis flap[6)13] の血管茎であり，後脛骨腱と母趾外転筋の間を足背に向かい足背動脈の枝である内側足根動脈につながる. 深枝は足底の深部で終わる. 他の内側枝は内側足底動脈の末梢レベルで分岐し，足部内側を足背に向かい足背動脈との側副血管となる. 内側足底動脈は土踏まず内側足底部で母趾内転筋と短趾屈筋の筋間中隔部に存在するが，この部で数本の穿通枝を派出し，それらはこの筋間中隔に沿って土踏まず部の皮枝となる. 内側足底動脈は最終的に末梢部で数本の枝となり，第 1 趾間で交通枝となり足背動脈系と連結する. また他の枝は外側足底動脈の終末枝，母趾固有趾動脈と連結する. これらの動脈は 1 または 2 本の伴走静脈が並走する(図 1).

皮弁の挙上法(図 2, 3)

術前のドップラー検査は，穿通枝の位置を確認し，皮弁のデザインをする上で有効である. 小皮弁で穿通枝を確実に取り込むには，デザインに先立ち皮弁内側に沿った皮切から穿通枝を確認した後，デザインするとよい.

1．皮　切

皮弁のデザインの前に駆血帯下にまず母趾内転筋に沿った縦切開を置き，これを皮弁の内側縁とする. 足底は脂肪層と足底筋膜層が厚く穿通枝は見つけにくい.

2．穿通枝の確認

皮弁は母指内転筋の筋膜上で外側に向かって挙上するが，内転筋と短趾屈筋間の筋間中隔に極めて細い数本の穿通枝(capillary perforator 0.3〜0.5 mm)がみられる.

3．デザイン

穿通枝を含め荷重部を含まないように，不必要に大きなデザインとせず，必要最小限のできるだ

図 2.
皮弁挙上法
皮弁の穿通動脈 P1, P2 レベルで切断．皮弁の皮静脈 V1, V2, V3 も含めている(症例1)．(文献 13 より引用)
Elevation for true perforator flap
Pedicle perforators (P1, P2) are transected at the level of perforator and cutaneous vein V1, V2, V3 are included. (Reprinted from ref. 13)

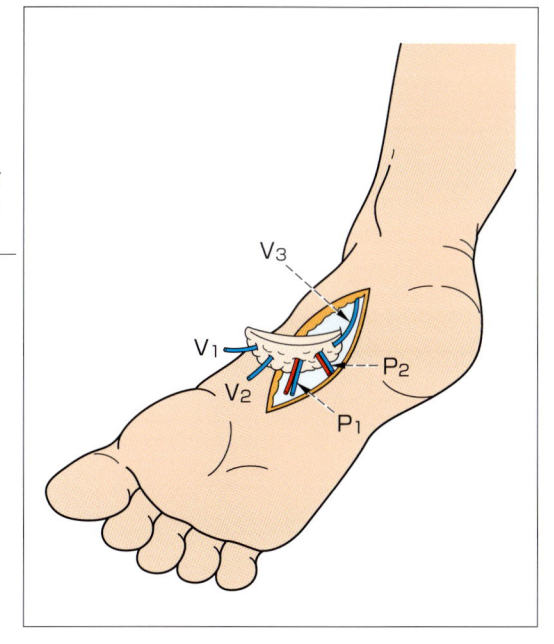

け小さい皮弁とする．次いで移植床の大きさに応じて皮弁の外側縁を決めデザインを行う．

4．皮弁挙上

欠損創の状況に応じて皮弁のサイズや厚さを決める．筋膜はできるだけ温存する．脂肪はできるだけ取り込まずに薄層皮弁とする．

5．筋間中隔から深部への穿通枝剥離

穿通枝を筋間中隔に沿って深部まで剥離すると内側足底動脈からの分岐がみられるので，小筋鉤や小型開創器で筋間を開大させ分岐部の剥離を進め，血管テープをかけておく．

6．皮静脈の取り込み

皮切を加えると脂肪層内に皮静脈が数本あるので，これらは皮弁の還流静脈として中枢側まで長めに剥離し皮弁に取り込む．穿通枝の伴走静脈は直径 0.3 mm 前後と極めて細く吻合不可能なこともある．皮弁は末梢側から挙上し皮静脈を必ず取り込んでおく．

7．知覚神経の温存

知覚皮弁とする場合は，皮神経枝の神経束を本幹から分離し，近位へ剥離することで知覚神経本幹を温存できる．

8．血管茎の切断

内側足底動脈の本幹を露出したのち茎の切断を行う．茎切断レベルは移植床の吻合血管の太さに応じて決める．細い移植床血管(0.5 mm 前後)であれば穿通枝の中枢端をできるだけ近位で結紮切断する(図 2)．

9．本幹剥離切断

太い移植床血管であれば内側足底動脈と伴走静脈を数 cm 含めて T 字型の茎を有する皮弁を採取する．T 字型血管茎の皮弁では移植床血管の血行を温存する flow-through 型血管吻合(症例 2)

図 3.
皮弁(T 字茎皮弁)挙上法
母趾外転筋 M と短趾伸筋 B の筋間中隔で穿通枝を剥離し，flow-through 型移植片として挙上．皮弁の穿通動脈 P1(は内側足底血管を含めて)，P2(穿通枝レベルで切断)，皮弁の皮静脈 V1 を含めて挙上(症例 2)．(文献 13 より引用)
Elevation for T-pedicle flap
Perforators are dissected through intermuscular septum between adductor halluces (B) and flexor digiti minimi (M). T-perforator (P1), true perforator (P2), and cutaneous vein V1 are included in flap.
(Reprinted from ref. 13)

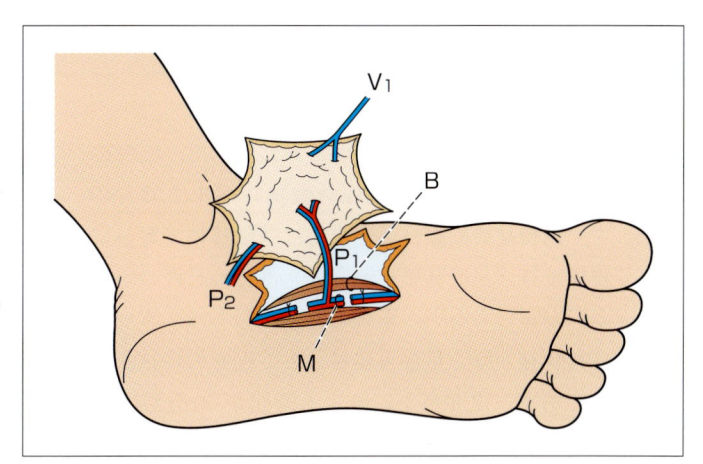

(図3)ができる.

10. 欠損層の被覆

皮弁採取部は小欠損では縫縮できることが多いが中等度の欠損では時に分層植皮が必要である.広範な欠損例では他の部位からの遊離皮弁が必要なこともある.女性や小児であれば傷の目立たない殿部からの分層植皮片で被覆する.

症例 1：23歳,男性.遊離穿通枝皮弁による右中指掌欠損の再建

外傷による右中指掌側組織欠損に対して右内側足底動脈穿通枝皮弁による再建を行った(97.09.10).皮弁は皮静脈を含めて挙上し,穿通枝はその基部で切断して true perforator flap として欠損部に移行し,中指の尺側指動脈と皮静脈に吻合した.皮弁の脂肪組織は一期的に切除し,減量皮弁として移植している.術後経過は良好で皮弁は完全生着し,術後の追加手術などは不要であった(図4).

症例 2：1歳,女児.遊離穿通枝皮弁による右中指瘢痕拘縮の再建

炊飯器の蒸気で右中指に熱傷を受け,その後PIP関節に強度の瘢痕拘縮が生じた.掌側面の瘢痕を解除したところ伸筋腱が露出したため,左内側足底穿通枝皮弁を遊離皮弁として採取し,flow-through型皮弁として手掌部の全層欠損創を被覆した(94.11.02).短茎のT字型内側足底動脈を指動脈にインタポーズし皮静脈同士を吻合している.術後8年の経過で中指の再拘縮はみられていない(図5).

考 察

本皮弁は従来の内側足底皮弁に比べて,皮弁の栄養血管は中枢側の後脛骨動脈レベルまで含めず,内側足底動脈は温存または静脈移植で容易に再建でき,足底筋膜を温存できるため足底の陥凹変形が起こらない.術式の特長としては,本皮弁は角化層が厚く足部再建材として皮弁の性状が最良であり,皮弁挙上に要する時間が30分以内と短く,筋膜を含めないため足底知覚神経が露出せず低侵襲再建術にすることができる.また,内側足底動脈の穿通枝を分岐部の末梢で切断し皮弁の穿通枝を移植床側の穿通枝と吻合する perforator-to-perforator flap が難しい例では,内側足底動脈の穿通枝分岐部の中枢側を含めて短茎で採取し,flow-through型穿通枝皮弁[9)10)]とするのが安全である.

本皮弁の適応は,島状皮弁としてはこれまでの内側足底皮弁に代わり得るものであり,小範囲または中範囲の足底部欠損創に適応となる.踵部欠損には血管剝離の必要がないため,中枢側の穿通枝を茎とする島状皮弁が有効である.末梢側の穿通枝を茎とした島状皮弁とすれば,逆向性皮弁とする必要や内側足底動脈を剝離または切断する必要もなく,容易に前足底荷重部欠損が被覆できる.比較的大きな皮弁を採取した例では足底の陥凹変形を避けるため,ドナーの被覆は植皮でなくて flow-through型遊離前外側大腿皮弁[9)]などが望ましい.本皮弁は足部以外にも手指の掌側面の皮膚欠損に対して有効であるが,現時点ではその報告例は多くはない.

本皮弁の問題点とその対策は,皮弁挙上にあたり穿通枝の確認が難しいので駆血帯,ルーペを用いるとよい.また,穿通血管の剝離操作にやや習熟しておくのがよい.また,本遊離皮弁の穿通枝を吻合する時は1mm以下の血管吻合技術が必要であるが,吻合に不安があればflow-through型皮弁とすれば穿通枝を有する内側足底動脈を吻合でき,移植床血管も温存できる.穿通枝が見つからない時や損傷した場合には,さらに中枢側の medialis pedis flap の栄養血管茎を用いることができるが,皮静脈のみ用いた静脈皮弁も可能かもしれない.知覚皮弁と掌側欠損例に用いる場合は,二期的な脂肪除去を行うと知覚神経を切断する可能性があるので,一期的な thin(または debulking)flap とする必要があるが,指尖部への移植例では神経縫合なしでも知覚の回復は良好なようである.

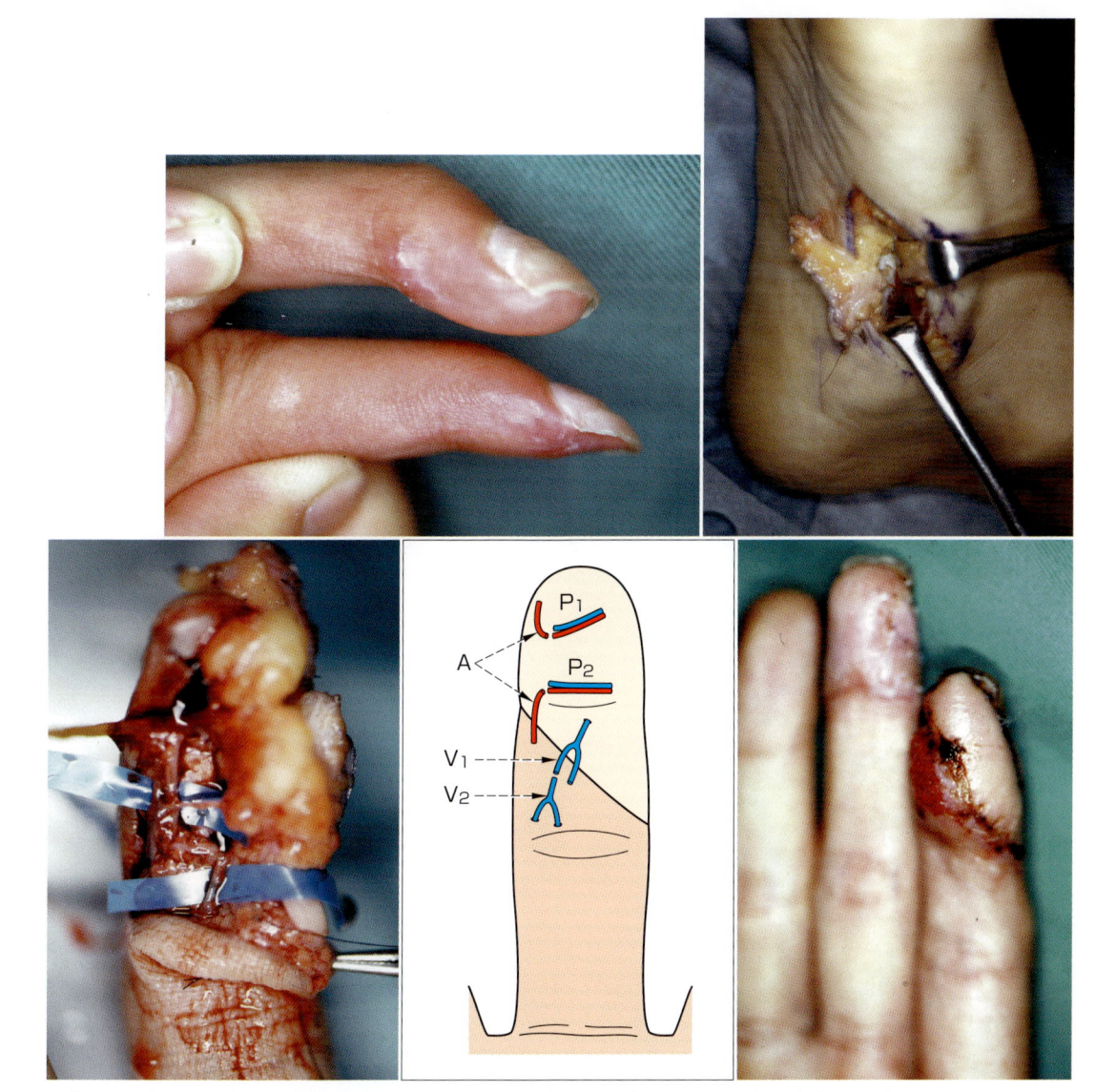

a	b
c	d

図 4. 症例 1：23 歳，男性．遊離穿通枝皮弁による右中指掌欠損の再建
a：外傷による右中指掌側の組織欠損
b：True perforator flap として挙上
c：Flow-through 型移植．皮弁の穿通動脈 P1，P2 を尺側指動脈に吻合．皮弁の皮静脈 V1 を掌側皮静脈 V2 に吻合
d：術後 1 か月．術後の追加手術などは不要であった．
（文献 13 より引用）

Twenty-three year-old male operated with free flap for finger pulp defect
a：Traumatic loss of pulp region
b：Elevated true perforator flap
c：True perforator flap transfer. Pedicle perforators (P1, P2) and cutaneous vein V1 joined to ulnar digital arteries and cutaneous vein V2.
d：One month after surgery. No need for additional repair
(Reprinted from ref. 13)

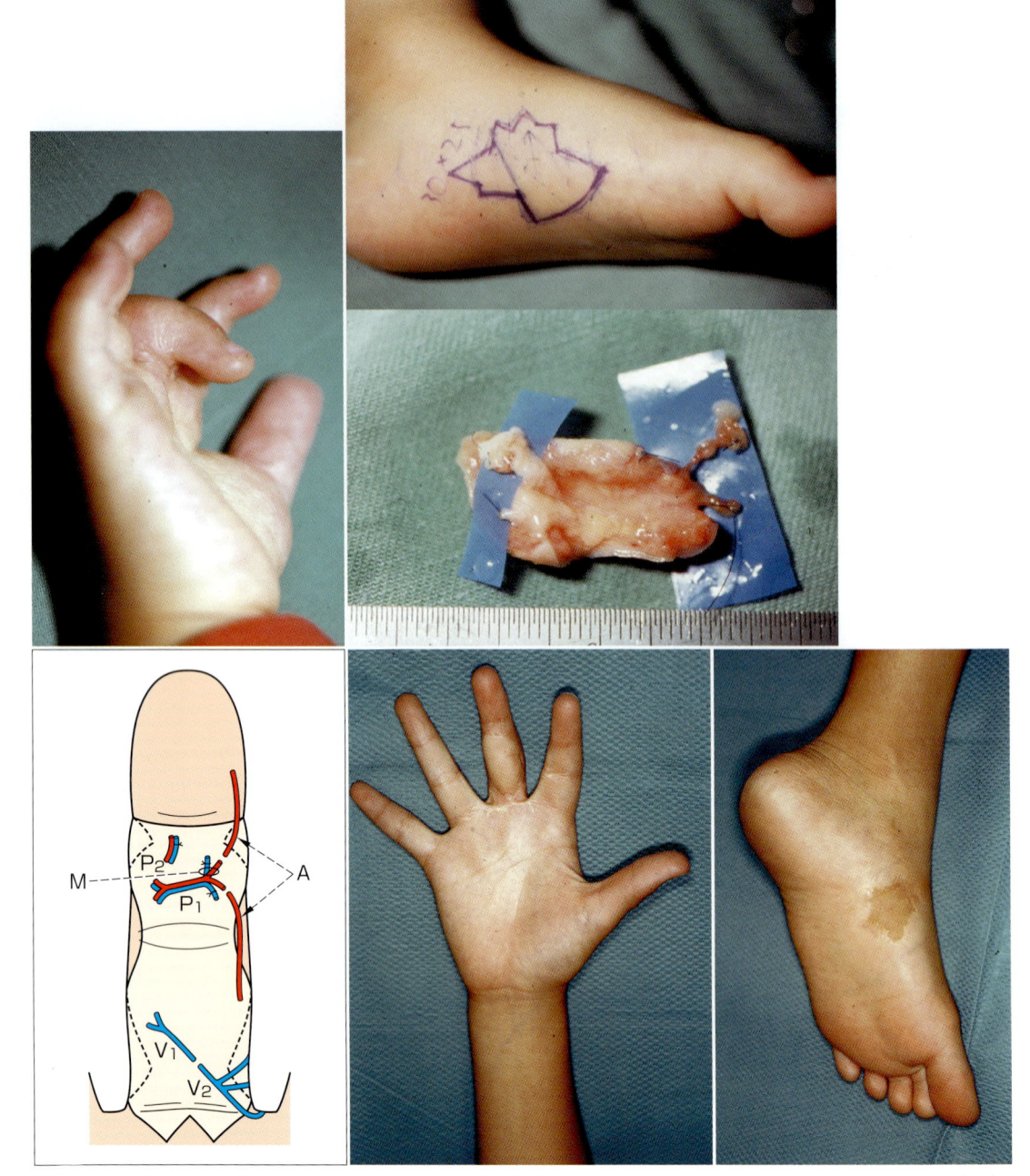

図 5. 症例 2：1 歳，女児．短血管茎内側足底穿通枝皮弁による小児指掌側面再建
a：右中指瘢痕拘縮
b：T 字型茎を有する皮弁として採取
c：Flow-through 型移植．皮弁の穿通動脈 P1, P2 を尺側指動脈に吻合．皮弁の皮静脈 V1 を掌側皮静脈 V2 に吻合
d：術後 8 年
e：8 年目の皮弁採取部
（文献 13 より引用）

One year-old girl with free perforator flap for burn contracture of finger
a : Severe contracture of infant finger
b : Flap with T-pedicle
c : T-pedicle perforator flap transfer. Pedicle perforators (P1, P2) and cutaneous vein V1 joined to ulnar digital arteries and cutaneous vein V2.
d : Eight years after surgery
e : Donor at eight years
(Reprinted from ref. 13)

a	b	
c	d	e

まとめ

内側足底動脈穿通枝皮弁は内側足底部から採取した皮弁で，筋肉または筋膜をほとんど含めず1または数本の穿通枝のみ，または数 cm の内側足底動脈と皮静脈を含めた短血管茎皮弁である．本皮弁は採取時間が短く，筋膜を含めないため皮弁採取部の足底知覚神経は露出せず，低侵襲再建術が可能である．本皮弁は今後手掌部の再建に多用される可能性が大きいが，術式と適応に関して若干の問題点もあるので，その適応については慎重に検討すべきである．

文献

1) Mir y Mir, L.: Functional graft of the heel. Br J Plast Surg. **14**: 444-450, 1954.
2) Morrison, W. A., Grabb, D. M., O'Brien, B. M., Jenkins, A.: The instep of the foot as a fasciocutaneous island and as a free flap for heel defects. Plast Reconstr Surg. **72**: 56-65, 1983.
3) Buncke, H. J., Rose, E. H.: Free toe-to-fingertip neurovascular flaps. Plast Reconstr Surg. **63**: 607-612, 1979.
4) Hidalgo, D. A., Shaw, W. W.: Anatomic basis of plantar flap design. Plast Reconstr Surg. **78**: 627-636, 1986.
5) Inoue, T., Kobayashi, M., Harashina, T.: Finger pulp reconstruction with a free sensory medial plantar flap. Br J Plast Surg. **41**: 657-659, 1988.
6) Koshima, I., Soeda, S.: Inferior epigastric skin flaps without rectus abdominis muscle. Br J Plast Surg. **42**: 645-648, 1989.
7) Masquelet, A. C., Romana, M. C.: The medialis pedis flap: A new fasciocuatneous flap. Plast Reconstr Surg. **85**: 765-772, 1990.
8) Ishikura, N., Heshiki, T., Tsukada, S.: The use of a free medialis pedis flap for resurfacing skin defects of the hand and digits: Results in five cases. Plast Reconstr Surg. **95**: 100-107, 1995.
9) Koshima, I., Kawada, S., Etoh, H., et al.: Flow-through anterior thigh flaps for one-stage reconstruction of soft-tissue defects and revascularization of ischemic extremities. Plast Reconstr Surg. **95**: 252-260, 1995.
10) Bertelli, J. A., Duarte, H. E.: The plantar marginal septum cutaneous island flap: A new flap in forefoot reconstruction. Plast Reconstr Surg. **99**: 1390-1395, 1997.
11) Lanfrey, E., Grolleau, J. L., Moscovici, J., Guitard, J.: The vascular anastomotic network of the first web space: A site of great interest. Plast Reconstr Surg. **101**: 544-545, 1998.
12) Lee, H. B., Tark, K. C., Rah, D. K., Shin, K. S.: Pulp reconstruction of fingers with very small sensate medial plantar free flap. Plast Reconstr Surg. **101**: 999-1005, 1998.
13) Koshima, I., Urushibara, K., Inagawa, K., Hamanaka, T., Moriguchi, T.: Free medial plantar perforator flaps for the resurfacing of finger and foot defects. Plast Reconstr Surg. **107**: 1753-1758, 2001.
14) Koshima, I., Moriguchi, T., Soeda, S., et al.: The gluteal perforator-based flap for repair of sacral pressure sores. Plast Reconstr Surg. **91**: 678-683, 1993.
15) Angrigiani, C., Grilli, D., Siebert, J.: Latissimus dorsi musculocutaneous flap without muscle. Plast Reconstr Surg. **96**: 1608-1614, 1995.

2015年日整会学術総会 書籍売上 第1位！

こどものスポーツ外来
－親もナットク！このケア・この説明－

最新刊

編集企画／田中康仁（奈良県立医科大学教授）
　　　　　笠次良爾（奈良教育大学教授）

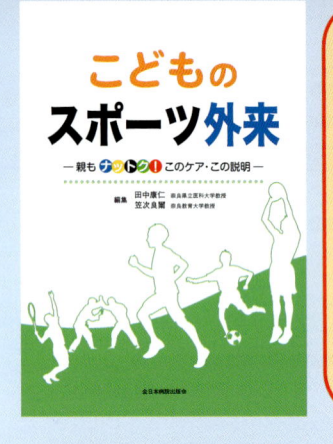

こどものスポーツ傷害を診るとき，親や指導者への説明の仕方に困ったことはありませんか？本書では，「保護者および指導者に対する説明のポイント」を各分野の第一人者がわかりやすく説明．
運動器の傷害をはじめ，メンタルや栄養面，皮膚科・歯科領域や履き物の指導に至るまで，「こどものスポーツ傷害」を包括的にとらえた構成としました．
2016年度からスタートする学校運動器検診にもきっとお役に立ちます！

B5判　280頁　定価（本体価格6,400円＋税）
2015年5月刊

保護者・指導者への説明のポイントはここで押さえる！

＜主な構成＞―詳しい目次は，弊社ホームページまで！
　　　　　　www.zenniti.com

Ⅰ．こどものスポーツ傷害の現状
　　　発育・発達との関係，傷害統計ほか
Ⅱ．こどものスポーツ傷害の早期発見・予防
　　　運動器検診，コンディショニング，熱中症予防ほか
Ⅲ．スポーツにより生じる特徴的な傷害の概論
　　　成長期の肉ばなれ，疲労骨折ほか
Ⅳ．部位別-こどものスポーツ傷害の治療と予防
　　　頭頚部，腰部，手，肩・肘，膝，足ほか
Ⅴ．多面的に診るこどものスポーツ傷害
　　　栄養面，噛み合わせ，靴の指導，紫外線対策ほか

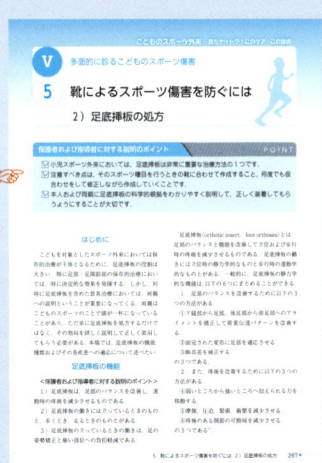

おとなの身体とどう違うのか！？
障害を防ぐ練習の仕方は？
けがをしてもできることはある？
エキスパートが詳説します！

㈱全日本病院出版会
〒113-0033　東京都文京区本郷3-16-4
TEL：03-5689-5989　FAX：03-5689-8030

お求めはお近くの書店または弊社ホームページ（ http://www.zenniti.com ）まで！

◆特集／切断指再接着術マニュアル
Wrap around flap・爪移植

田中　克己*

Key Words：wrap around flap，爪再建(nail reconstruction)，足趾移植(free toe transfer)，母指再建(thumb reconstruction)

Abstract　切断指再接着が不成功に終わった際の再建には，様々な方法があるが，マイクロサージャリーを用いた再建は，機能的にも整容的にも良好な結果を得ることができる．組織の欠損状態により移植組織を決定する．爪を含んだ wrap around flap は足趾移植のなかでも複数の要素を備えた再建方法で，母指再建においては第一選択とも言える手術手技であり，母指以外の指においても多用されている．しかし，足趾の動脈系には変異が多いこともあり，皮弁の挙上に際しては注意しなければならない．今回は wrap around flap を中心に爪を含んだ指の再建について解説する．

はじめに

指切断において，再接着の適応にならない場合，あるいは再接着が不成功に終わった場合などでは，二次的に指の再建を行うことになる．その際，指の長さと同時に爪の再建が必須となる．母指と母指以外の指で若干異なるものの，現在，第一選択としては wrap around flap が用いられていると考えても過言ではない．

マイクロサージャリーの進歩により，比較的安全に足趾から手指への移植が可能となり，機能的にも整容的にも有用な再建が行われるようになった．

本稿では，爪を含めた手指の再建について詳述する．

歴　史

足趾を利用した手指再建は Cobbett[1] による母指再建に始まり，Morrison[2] により報告された wrap around flap で完成され，現在，母指をはじめとして手指の再建術において広く使用されている．本法は当初，第 1 趾から爪を含めた組織を母指に移植するものであり，機能的にも，整容的にも優れた治療成績が得られた．長期成績の評価も行われ，問題点に対しても様々な改良点が加えられてきている[3〜5]．その後，爪欠損を中心とした再建にも使用されるようになり，第 1 趾薄層骨爪皮弁[6,7]（thin osteo-onychocutaneous flap）や血管柄付き遊離母趾爪皮弁[8]（onychocutaneous flap）が報告された．また，母指以外の爪欠損には第 2 趾からの骨爪皮弁や第 2 趾末節移植[9] なども開発された．

解　剖（図1）

Wrap around flap や第 2 趾骨爪皮弁の栄養血管である第 1 背側中足動脈(first dorsal metatarsal artery；FDMA)は足背で第 1 中足骨と第 2 中足骨間で足背動脈から足底側へ分枝した後，骨間筋上を末梢に走行する．その後，MTP 関節付近で第 1 趾と第 2 趾に分岐する．FDMA は骨間筋を走行する際に筋肉上よりも深部を走行する例も

---

* Katsumi TANAKA，〒852-8501　長崎市坂本 1-7-1　長崎大学医学部形成外科，准教授

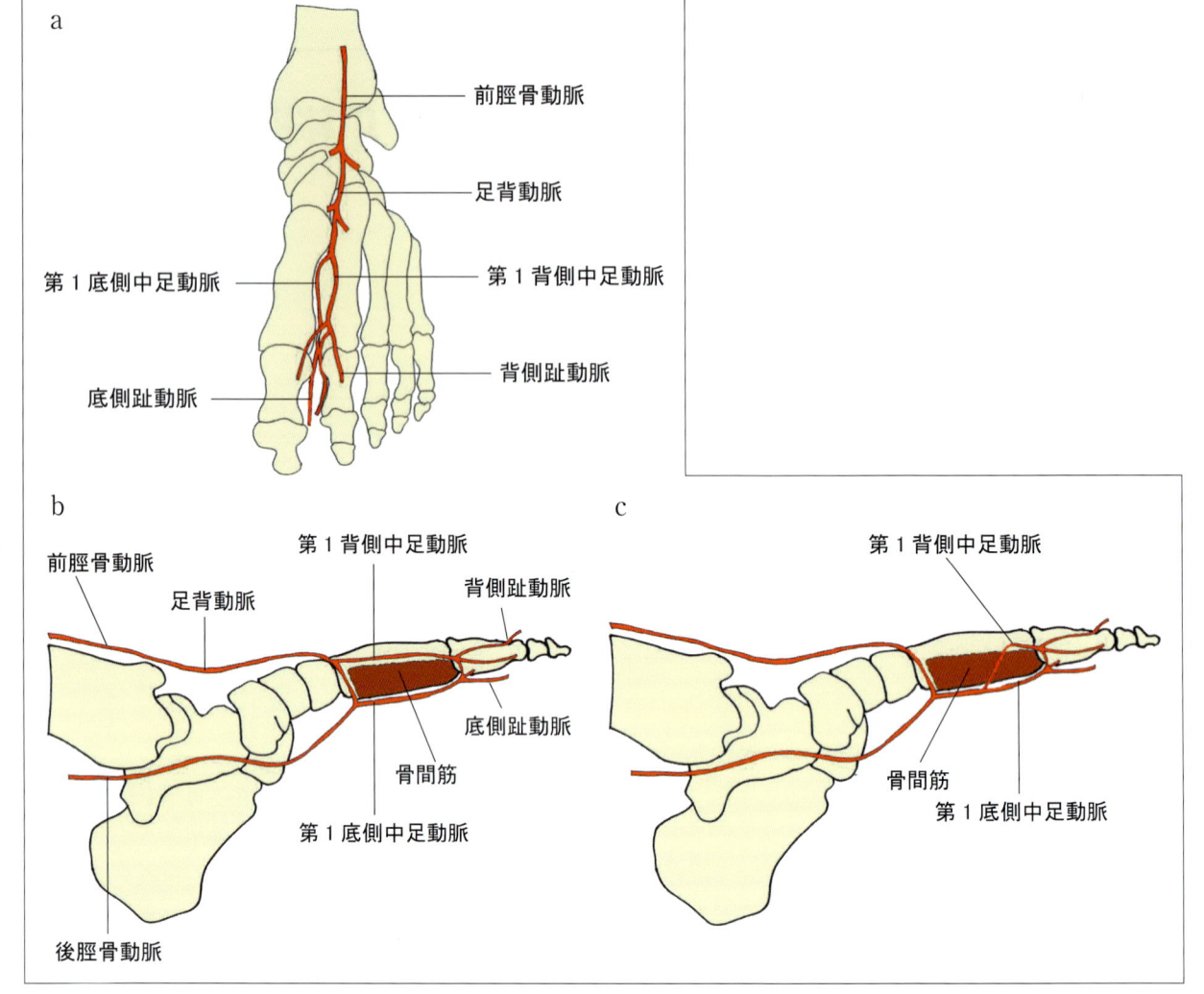

図 1. FDMA の走行
a：水平方向における FDMA の走行
b：垂直方向における FDMA の走行―骨間筋上の浅い層を走行する．
c：垂直方向における FDMA の走行―第 1 底側中足動脈から骨間筋にかけての深い層で分岐する．

比較的多く認められ，また，その発達にも変異がある[10]．したがって，手術の際には，第 1 底側中足動脈あるいは固有底側趾動脈が優位となることも常に考えておく．術前の動脈の評価に関しては，CT アンギオや超音波ドップラー血流計を使用することで，FDMA の走行や足底側の動脈との関係もある程度は把握可能であると考えている．

静脈は FDMA の伴走静脈および足背の皮静脈を中枢側に剝離・同定し，皮弁に含める．

皮弁の感覚神経は，第 1 趾の底側は両側の底側趾神経により支配され，第 1 趾間部から背側にかけては深腓骨神経により支配されているため適用する皮弁の形状によって皮弁に含める神経を決める．

適　応

Wrap around flap の最もよい適応は母指の単独欠損で MP 関節が温存されている症例であるが，CM 関節が機能している場合にも骨移植の併用で適用される．

母指以外の指では，十分な大きさの爪と比較的組織量が多い場合には第 1 趾からの wrap around

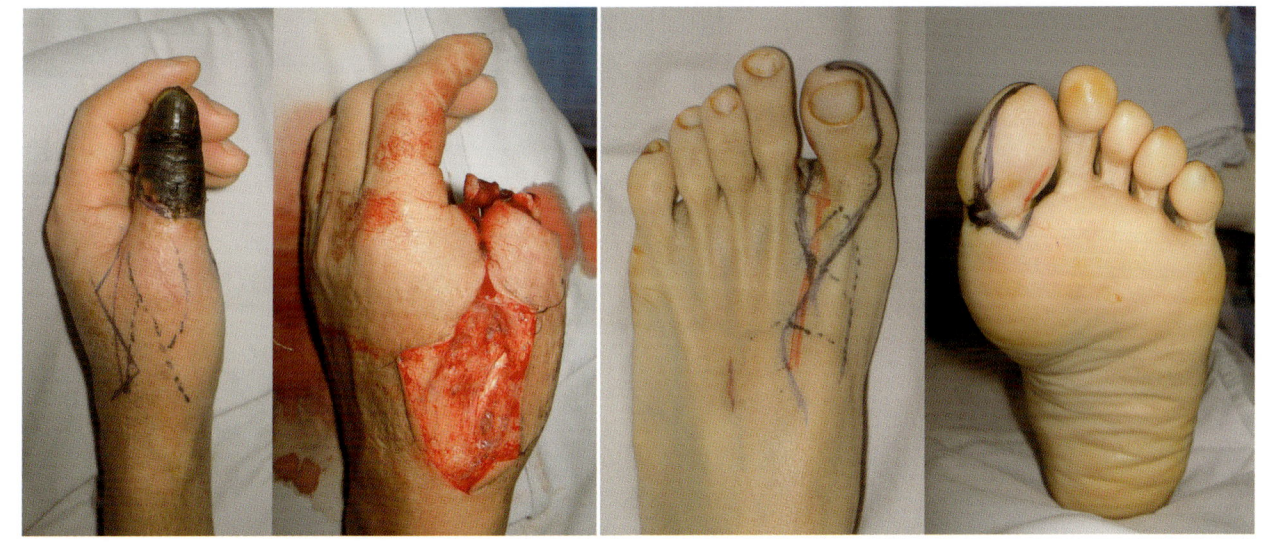

a|b　図 2-a, b. 50 歳台，男性．左母指切断
　　a：再接着術を行うも壊死となる．壊死部を切除して，移植母床を整え，血管・神経を同定した．動脈は両側の指動脈と snuff box 部で橈骨動脈を同定し，静脈は橈骨動脈の伴走静脈および皮下静脈を準備した．神経は両側の指神経を同定した．
　　b：皮弁のデザイン．この症例は健側母指の爪の大きさに合わせるとほぼすべての爪を利用しなければならなかった．
（文献 13 より一部引用）

flap のよい適応であると考えている．それ以外では，移植欠損の状態に応じて第 1 趾と第 2 趾を使い分ける[6)～9)11)12)]．

足趾の血行障害・感染症・瘢痕は本法の治療成績に影響を及ぼすため注意が必要である．また，皮弁の採取後に足ならびに足趾の瘢痕が日常生活において障害となる場合もあるため，術前の十分な説明と同意は重要と考えている．

手術法

皮弁の採取に関しては，Morrison の原法に比べて，Morrison 自身の追加報告[3)]を含めて，様々な工夫や改良が加えられている．症例を通して手術法を説明する[13)]．

1．移植床の準備

手術は全身麻酔下に行う．止血帯下に移植母床を整え，動静脈を同定し，同時に指神経を確認する（図 2-a）．吻合の位置に応じて，固有指動脈を使用するのか，snuff box 部で行うのか，あらかじめ決めておく．

2．皮弁のデザイン

母指の再建において snuff box 部で血管吻合を行う場合には，血管柄の捻れが生じないために皮弁採取側は再建部と同側を用いるが，それ以外では，移植床の血管に応じて皮弁の血管を同定する．

健側の爪と同じ大きさの爪をデザインし，同時に第 1 趾の外側 2/3 の皮膚と下床にある末節骨を一部採取する（図 2-b）．皮弁のデザインの際に土井[4)5)]は採取後の瘢痕を最小とするために皮弁のデザインを背側寄りに採取し，採取後の第 1 趾の足底側に少しでも多くの皮膚を残すように報告しており，我々も類似したデザインを用いている．また，切開線に関しては術後の近位爪郭や側爪郭の瘢痕拘縮を最小限にするため，三角弁を使用している．

3．皮弁挙上

駆血帯を使用せずに下肢の挙上だけで止血帯を入れ，皮膚切開を行う．まず，皮弁の近位から足背にかけて皮下を剥離し，皮静脈を同定する．この際，皮下静脈には皮下脂肪を含めないようにして，血管茎が太くなりすぎないように注意する．

次に FDMA の剥離・同定を行うが，足背動脈を確認後，骨間筋上を末梢に剥離し，MTP 関節付近で第 1 趾の外側と第 2 趾の内側の分岐部を確

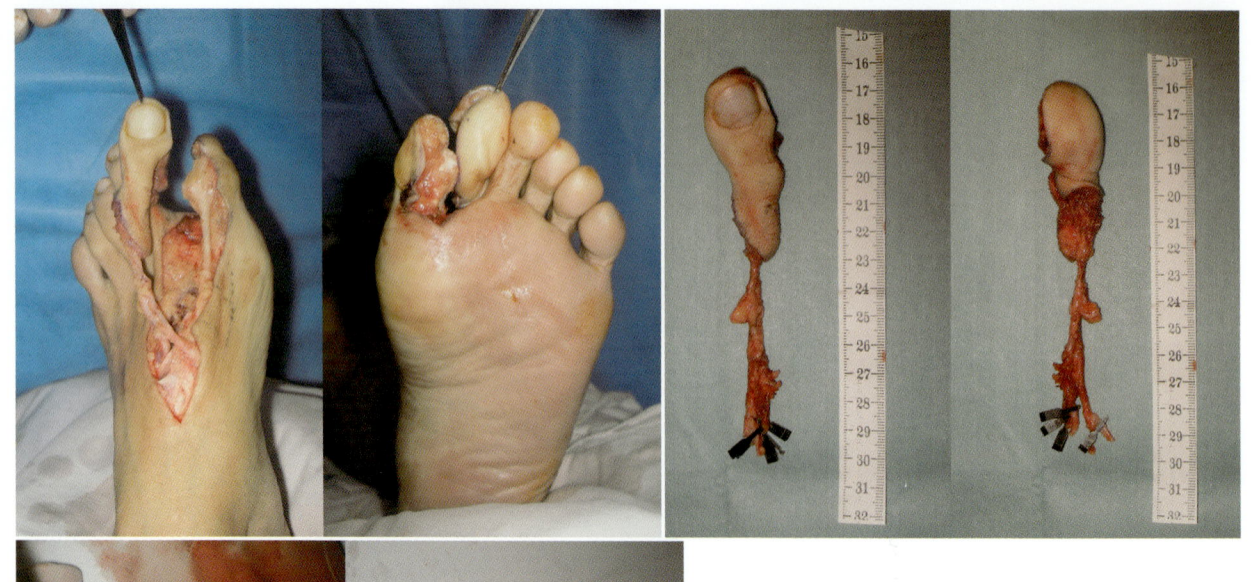

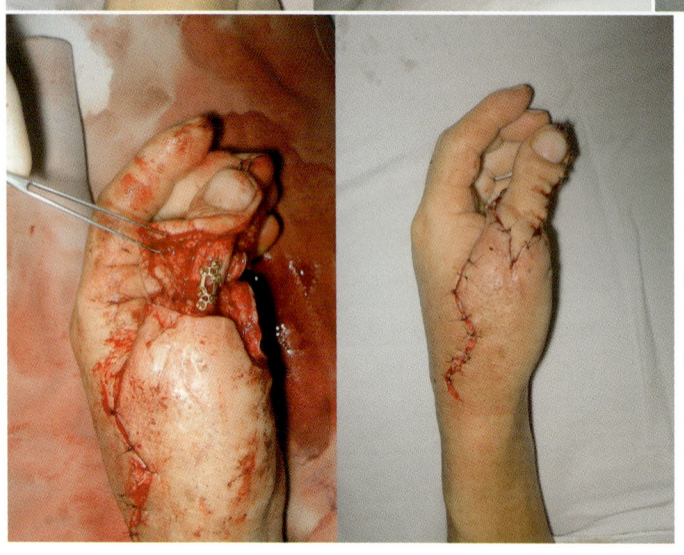

図 2-c～e.

c：皮弁を挙上したところ
d：神経血管束の脂肪組織は可及的に除去しておく．
e：腸骨を基節骨と皮弁の末節骨の間に挿入し，チタンプレートで骨の固定を行った．動脈は足背動脈と橈骨動脈および底側趾動脈と指動脈を吻合し，静脈は2本の伴走静脈をそれぞれ足背動脈の伴走静脈に，足背の皮下静脈を手背の皮静脈に吻合した．神経は両側の底側趾神経をそれぞれ指神経に縫合した．

（文献13より一部引用）

認する．FDMA が骨間筋上にある場合には容易に同定可能であるが，術前に明らかでない場合には末梢側から中枢への剝離も同時に行いながら動脈の確認を行っている．同時に底側中足動脈あるいは固有底側趾動脈についても同定しておくことが安全な移植につながるものと考えている（図2-c, d）．

神経に関しては必要に応じて両側の底側趾神経と背側の深腓骨神経からの枝を剝離しておく．

爪の採取では変形の予防のために末節骨の末梢半分をすべて採取する方法を用いている[3]．骨の採取方法として土井[4)5]は爪床および爪母下層の末節背側骨皮質を爪と一緒に挙上する方法を発表しており，この方法も有用と考えられる．血管柄付き遊離母趾爪皮弁では骨を含まないが，爪床下の骨膜は十分に含めることが必要となる．

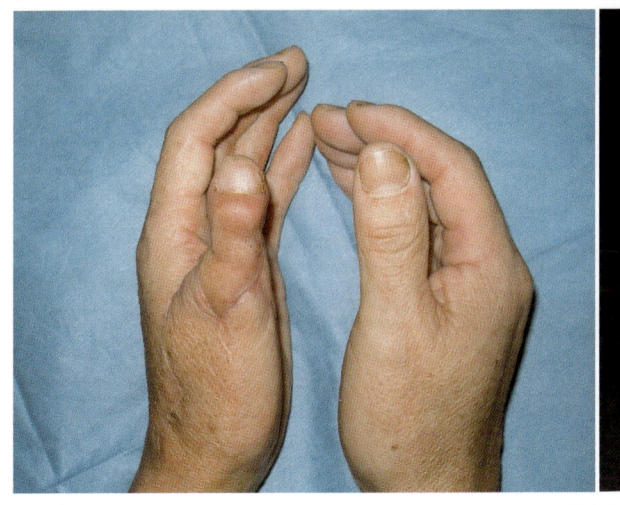

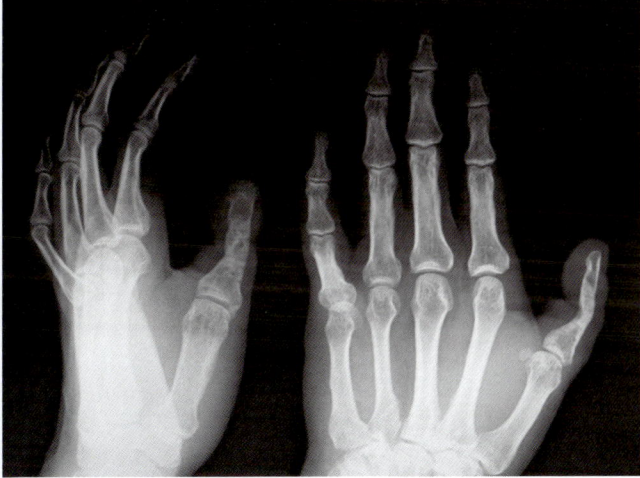

f : 移植後 2 年 2 か月の状態
g : 移植後 2 年 2 か月の骨 X 線像. 移植腸骨ならびに皮弁の末節骨の吸収も認められない.
(文献 13 より一部引用)

図 2-f, g.

4. 皮弁移植と神経血管吻合

皮弁挙上後,止血帯を解除し,皮弁ならびに足趾の血行を確認する.血管にクリップをかけて皮弁を切離する.

皮弁の指骨と移植部の趾骨をキルシュナー鋼線やミニプレートで固定する.母指の再建では中指および環指と対立位になるように決める.血管吻合は,FDMA あるいは足背動脈と橈骨動脈,固有底側趾動脈と固有指動脈を吻合し,次いで足背動脈の伴走静脈あるいは大伏在静脈と橈側皮静脈,趾背部の皮下静脈と指背部の皮静脈をそれぞれ吻合する.神経は底側の趾神経と固有指神経を縫合し,深腓骨神経の枝と橈側神経の背側枝に縫合する.クリップをはずし,血流の再開を確認する.皮膚縫合の際に腫脹によるうっ血が生じることもあるため,ゆるく疎に縫合するが,緊張が強い場合には遊離皮膚移植を行うのが安全と考えている (図 2-e).

5. 皮弁採取部の閉鎖

骨の露出が小さく,皮下組織が十分に温存されている場合には,そのまま鼠径部からの遊離全層植皮で閉鎖する.骨露出が比較的広い範囲であれば人工真皮などによる閉鎖を行っている.ただし,自験例を含めて採取部の合併症[14]を考えると,遊離皮弁による閉鎖[15]も有用と考えられる.

6. 術後管理

術後は低分子デキストラン 500 ml を 3 日間とプロスタグランディン E$_1$ 製剤 80〜120 μg/日を朝・夕 2 回 5 日間,点滴で投与する.

患肢は指から前腕にかけてギプス固定とするが,移植された指以外は術後数日から軽度の運動を許可する.血行の安定した 1 週間後から手関節および移植された指の運動を徐々に開始する.2 週目以降には,母指の CM 関節を含めて積極的なリハビリテーションを行う (図 2-f, g).

症 例

症例 1:50 歳台,女性.右手剝脱損傷 (Hixson 分類 I)

機械のローラーに右手を巻き込まれ,抜こうとして剝脱損傷を受傷した.剝脱された皮弁を戻し,母指は末節骨がむき出しの状態であったため,一旦有茎の鼠径皮弁で被覆した (図 3-a, b).その後,受傷後 1 年 6 か月時に wrap around flap による再建を行った.

内転拘縮が予想以上に高度であったため,指間部には Spiner 皮弁を移植した.移植後 3 年の状態で,握力は右が 8.9 kg,左が 27.3 kg で,再建

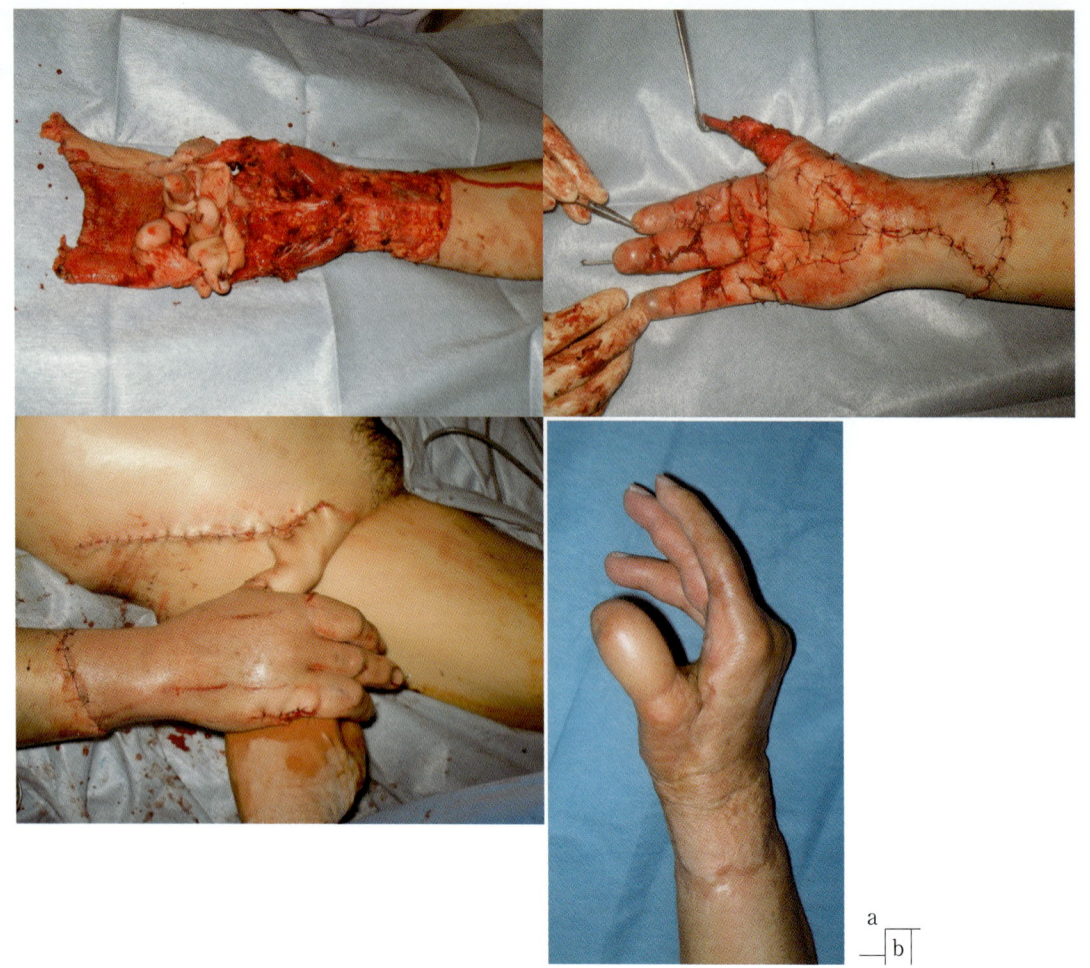

図 3-a, b. 症例 1：50 歳台，女性．右手剝脱損傷
a：来院時および母指を有茎鼠径皮弁で被覆した．
b：皮弁切り離し後

母指の感覚は S-W test 2.83, m2 PD 8 mm となり，日本手外科学会の母指対立機能評価で good となった．受傷前の利き手は右であったが，受傷後は左に転換した．しかし，最近になって食事や筆記は再び右に転換している（図 3-c, d）．

症例 2：50 歳台，女性．左示指末節部欠損
幼小児期に外傷により左示指の末節部を切断した．指末節部の整容面の改善を希望し，受診となる（図 4-a）．これに対して左第 1 趾からの wrap around flap による再建を行った（図 4-b）．第 1 趾の末節骨を示指の残存する末節骨に固定し，血管吻合は外側の足底趾動脈と示指の尺側指動脈を端々吻合し，静脈は背側の皮静脈を 2 本ずつ吻合した．神経は外側の足底趾神経と橈側の指神経と縫合した．皮膚縫合を行ったが，やや緊張が強かっ

たため，一部遊離植皮を追加した．術後経過は良好で，良好な爪の形態が再建された（図 4-c）．皮弁採取部の瘢痕も軽度である（図 4-d）．

問題点・合併症

最大の問題点は血行障害による皮弁の壊死である．術前の説明と同意において，再手術の可能性や移植が失敗した場合の治療法についても患者と家族の理解を得ておくことが重要である．そのためには，再接着時の血管の状況を十分に把握しておくことやあらかじめ動静脈ともに複数の血管吻合ができるような準備を行っておく．

足趾の形態は必ずしも手指に類似しないこともあり，特に再建指の指腹部の膨隆に関しては，thin flap として皮弁を挙上しても十分に整容的な

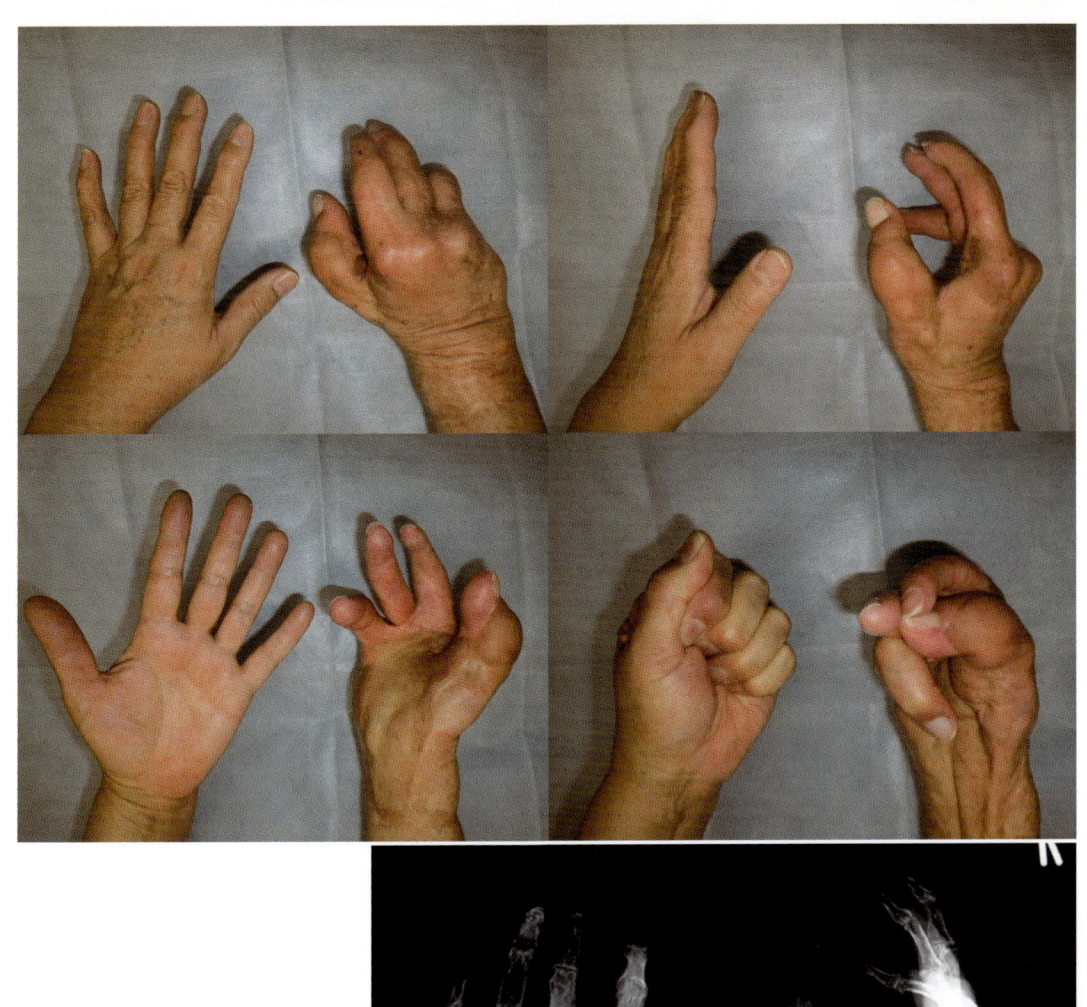

図 3-c, d.
c：再建術後 3 年．手指の運動は比較的良好で，再建母指でつまみ運動や把持が可能となった．
d：本来の母指の末節骨も，皮弁の末節骨も吸収されていない．

満足が得られないこともある．その場合には移植時には過度な調整は行わずに，二次的に修正術を行うこととする．さらに爪の変形に対しては前述したように爪床および爪母に一致した末節骨による影響もあるため適切な骨量を含めた皮弁の挙上が重要と考えている．

まとめ

手指の代表的な再建法である wrap around flap を中心とした再建法について詳述した．本法の治

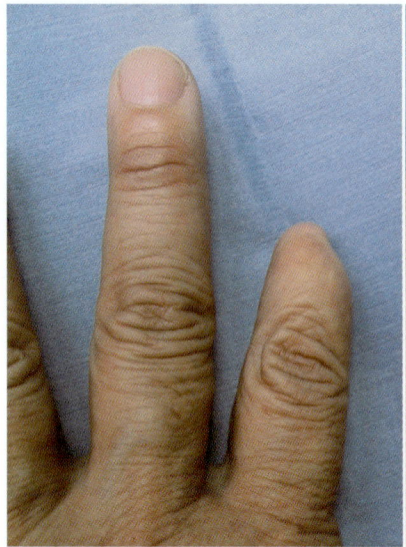

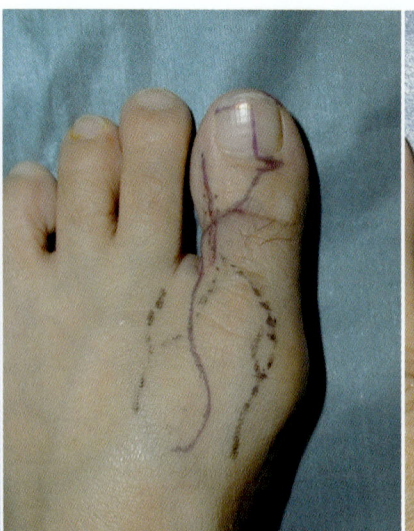

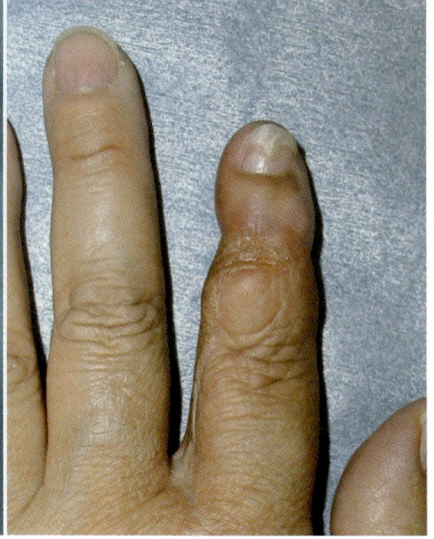

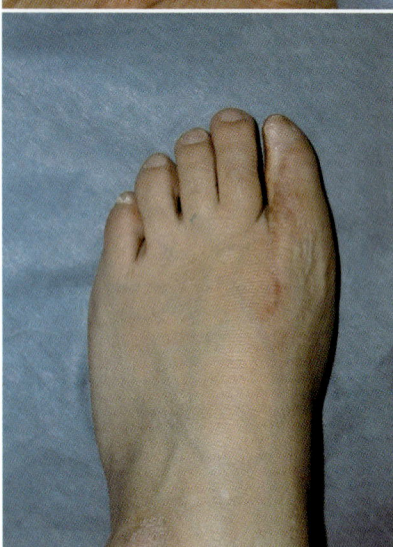

図 4.
症例 2：50 歳台，女性．左示指末節部欠損
 a：当科初診時の状態．末節部で切断されていた．
 b：Wrap around flap による再建を計画した．近位爪郭から側爪郭にかけての拘縮を予防するために三角弁をデザインした．
 c：手術後 3 年．良好な形態が得られた．
 d：手術後 3 年の皮弁採取部．採取部は鼠径部からの全層植皮で被覆した．軽度の爪の変形があるものの，疼痛もなく，機能的にはまったく問題を認めない．
（文献 13 より一部引用）

療には，解剖を熟知するとともに正確な手術手技を行うことが重要と考えている．

文 献

1) Cobbett, J. R.：Report of a case of transfer of a great toe replace an amputated thumb. J Bone Joint Surg Br. **51**：677-679, 1969.
2) Morrison, W. A., O'Brien, B. M., MacLeod, A. M., et al.：Thumb reconstruction with a free neurovascular wrap around flap from the big toe. J Hand Surg. **5A**：575-583, 1980.
 Summary Wrap around flap の最初の報告．
3) Morrison, W. A., O'Brien, B. M.：Reconstructive Microsurgery（1st ed），303-308, Churchill Livingstone, Edinburgh, London, Melbourne, New York, 1987.
 Summary Wrap around flap に関する改良法を報告しており，皮弁のデザインや末節骨の採取方法に改良が加えられている．
4) 土井一輝：Wrap around flap 法：最近の改良点．形成外科 ADVANCE シリーズ I -9 マイクロサージャリー：最近の進歩．波利井清紀監修，原科孝雄編．253-261, 克誠堂出版，1996.
5) 土井一輝：Wrap around flap 法．新 OS NOW No. 22 手指の外科—修復，再建とリハビリテーション．高岡邦夫編．114-119, メジカルビュー社，2004.
6) Koshima, I., Ohno, A., Yamasaki, M.：Free vascularized osteoonychocutaneous flap for reconstruction of the distal phalanx of the fingers. J Reconstr Microsurg. **5**：337-342, 1989.

7) Koshima, I., Etoh, H., et al. : Sixty cases of partial or total toe transfer for repair of finger losses. Plast Reconstr Surg. **92** : 1331-1338, 1993.
   Summary 爪を含めた指先端の再建法について，その適応や手術法について詳細に述べられている．

8) Koshima, I., Soeda, S., Takase, T., et al. : Free vascularized nail grafts. J Hand Surg Am. **13** : 29-32, 1988.

9) Koshima, I., Moriguchi, T., Soeda, S., et al. : Free second toe transfer for reconstruction of the distal phalanx of the fingers. Br J Plast Surg. **44** : 456-458, 1991.

10) Gilbet, A. : Composite tissue transfers from the foot ; anatomic basis and surgical technique. Symposium on microsurgery. 230-242, CV Mosby, St Louis, 1976.
    Summary 足趾の血行形態に関する論文．

11) 吉津孝衛，勝見政寛，渡辺政則ほか：Wrap around flap，変法による母指以外の指再建の経験．日手会誌．**4** : 284-288, 1987.

12) Foucher, G., Baun, F. M., Smith, D. J. : Custom-made free partial toe transfer for traumatic dorsal loss of the thumb. Plast Reconstr Surg. **87** : 310-314, 1991.

13) 田中克己，村上隆一，平野明喜：【整形外科手術に役立つ皮弁とそのコツ】Wrap around flap. MB Orthop. **21** : 187-194, 2008.

14) 兒玉 祥，砂川 融，鈴木修身ほか：Wrap around flap におけるドナーサイト合併症の検討．日本マイクロ会誌．**24** : 407-411, 2011.

15) Hashimoto, F., Nomura, S., Yamauchi, S., et al. : Free peroneal flap coverage of the great toe defect resurfacing from a wrap-around flap transfer. Microsurgery. **7** : 199-202, 1986.

◆特集／切断指再接着術マニュアル

血管柄付き遊離関節移植術

坪川　直人*

Key Words：足趾関節移植(toe joint transfer)，遊離血管柄付き組織移植(free vascularized tissue transfer)，近位指節骨間関節(proximal interphalangeal joint)

Abstract　血管柄付き足趾関節移植は若い患者，特に成長期にある小児例では唯一とも思われる関節再建法である．歩行機能を考え足趾 MTP 関節は使用せず，歩行に影響の少ない足趾 PIP 関節を使用している．手術手技が難しいため，解剖学的に足趾関節の血行に精通することが必要である．再建される手指関節は PIP 関節が中心である．指 PIP 関節への移植例では，長期成績で約 40°の伸展不足はあるが，50°近い可動域を有する関節が再建されている．伸展不足は足趾関節移植の最大の問題である．足趾 PIP 関節の形態が屈曲優位であることが挙げられるが，屈曲拘縮予防のため手指 PIP 関節掌側板切除，伸筋腱に緊張をかけ編み込み縫合を行うこと，術後移植 PIP 関節を伸展位で1か月仮固定を行うこと，伸展中心の運動療法を行うことで，伸展不足をできる限り防止することが重要である．

はじめに

骨軟骨が破壊されて可動域が失われ，痛みを生じた指関節の再建手術には，成人例には血管縫合を行わない足趾関節部分移植，肋軟骨移植，人工指関節が行われてきている．しかし疼痛，可動域，耐久性に問題があり，長期成績も安定していない．血管柄付き足趾関節移植術は，足趾関節を犠牲にするという問題もあるが，特に若年者，小児例では成長も見込めるため，有用な関節再建術である．母指低形成への母指 CM 関節，MP 関節，PIP 関節への関節移植が考えられるが，母指低形成には遊離関節移植で十分であるとされており，MTP 関節には成績が安定しないため，現在では PIP 関節に対して遊離血管付き関節移植術による関節再建術を行っている．

解剖学的特徴

Buncke による有茎関節移植の臨床例[1]が報告されてから，血管柄付き足趾関節移植の基礎実験，臨床応用[2)3)]が行われてきた．渡辺や吉津らによる足趾関節への血管茎の研究によると，足趾 MTP 関節，PIP 関節への血行は背側中足動脈から分岐した背側趾動脈と，底側中足動脈から分岐した底側趾動脈からの分枝が互いに交通し，フレーム状に関節を囲み関節を栄養している[4)〜6)]（図1）．関節移植には背側，底側のどちらか優位な中足動脈を使用する．第2足趾の内側足趾動脈を使用し，外側足趾動脈は足趾の栄養動脈として残す必要がある．静脈は皮下静脈を1本吻合することで生着可能である．神経縫合の必要はない．動物実験で血管吻合を行わない関節移植と血管吻合を行った関節移植を X 線学的，肉眼的，組織学的に比較検討した結果，血管吻合関節では関節軟骨も保たれていたが，血管非吻合関節では早期に関節軟骨の破壊を起こし，関節が破壊されると報告されている[5)7)]．年齢が18か月未満の乳幼児では，血管吻

* Naoto TSUBOKAWA, 〒957-0117　新潟県北蒲原郡聖籠町諏訪山997　一般財団法人新潟手の外科研究所，所長・院長

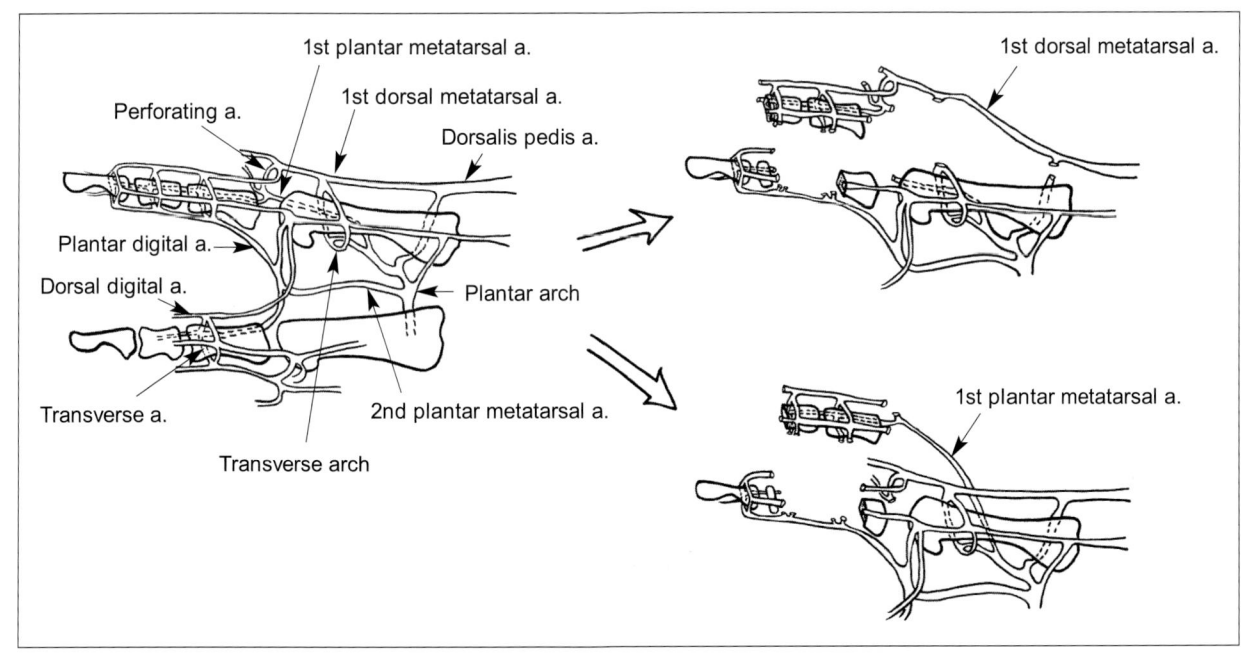

図 1. 足趾 PIP 関節の血行

合を行わなくても骨端線移植で成長が望めると報告されているが，血管吻合を行えば足趾関節に含まれる骨端線は残存し骨成長する[8)9)]．

手術適応

1．年齢

40歳以下の若年者に足趾関節移植を行っている．高齢者では治療が長期にわたること，足趾関節の栄養血管である足趾動脈，中足動脈の動脈硬化などの問題や関節軟骨状態の悪化があることから行っていない．

2．疾患

外傷性 PIP 変形性関節症，関節欠損，感染性関節症などである．

3．指

母指 IP 関節への関節移植の適応はない．示指 PIP 関節ではピンチを重視するため，関節固定術などを行う．示指 PIP 関節への関節移植の適応は小児例など骨端線が残存する症例である．中指 PIP 関節もピンチが重要ではあるが，関節固定術を行うと quadriga phenomenon のため他の指の屈曲制限を引き起こす可能性があり，関節移植の適応である．環指，小指 PIP 関節はグリップが重要であり，関節移植の適応である．MP 関節に対する関節移植の成績は劣ること，MP 関節は関節固定で日常生活に問題がないことなどから，最近では MP 関節に対する関節移植は行っていない．先天性母指形成不全症 Blauth Ⅲ型の CM 関節に足趾関節移植を行い，二期的に腱移行術により母指対立形成を行うことで母指再建を行える[10)]．2歳未満であれば血管付き関節移植を行わなくても，骨膜を残して遊離関節移植を行うことが可能である．

移植足趾関節の選択

移植する足趾関節には MTP 関節と PIP 関節がある．MTP 関節は比較的大きな関節が採取できるが，歩行機能などの問題があるため，現在は使用していない．歩行にほとんど関係せず足への影響が少ない PIP 関節を使用している．足趾の選択では第 2 足趾が一般的である．

術前準備

ドップラーで中足骨動脈が背側優位か底側優位かを確認する．移植を受ける手指，関節を採取する足趾 XP を撮影する．左右どちらから採取する

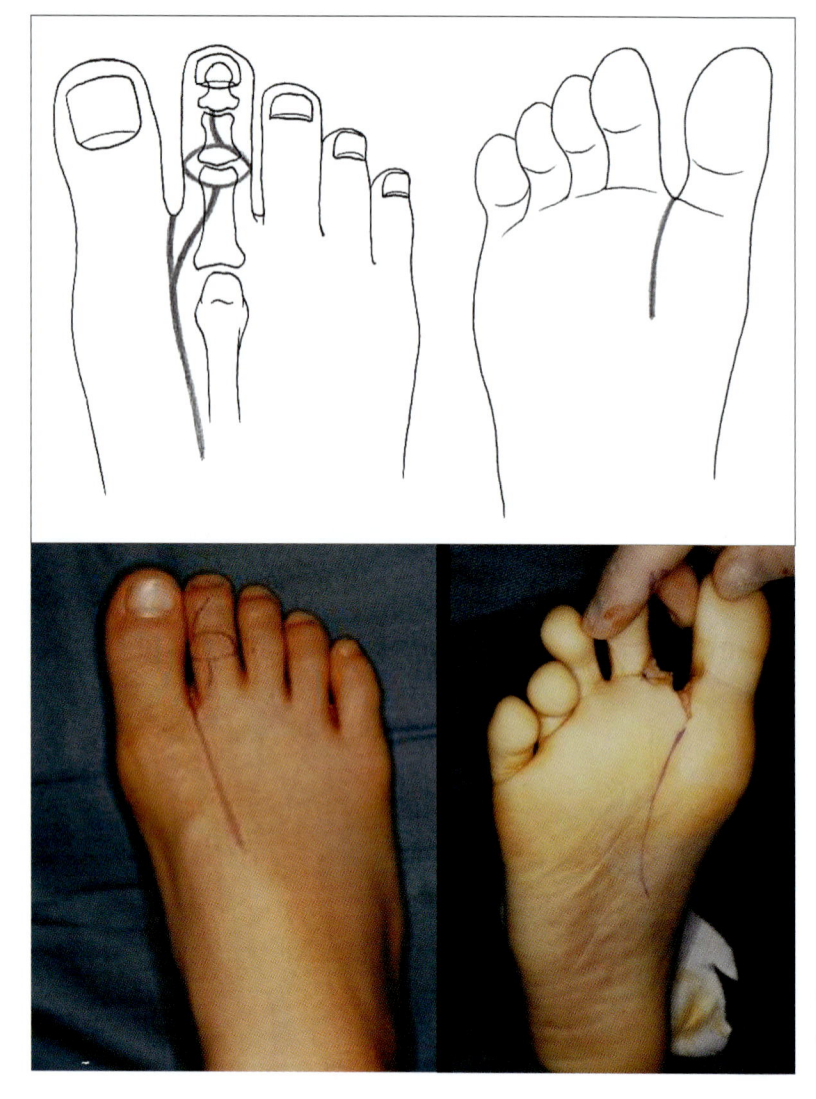

図 2.
皮膚切開

かは手指の動脈吻合を橈側，尺側どちら側の総指動脈に吻合するかで決定する．足趾の長さなどは個人差があるため，手術前に関節の高さや，手指関節切除範囲，移植に用いる足趾関節範囲，足趾と手指の基節骨の骨接合部の大きさが合うように作図を行う．

手術方法[11)12)]

手術時間の短縮のため，できれば足趾採取側と手指側の 2 チームで行うことが望ましい．

1．足趾関節の採取方法

皮膚切開―第 2 足趾 PIP 関節の関節直上に横長の皮弁をつけ，底側にも皮膚切開を加える（図2）．皮弁につながる皮下静脈を追って静脈茎とする（図 3）．足側に残す皮膚の皮下静脈まで含めてしまうと皮膚の壊死を起こすため注意が必要である．次に動脈茎の展開を行う．第 1 足趾間で中足動脈からの足趾動脈の分岐部をまず確認する．底側に皮膚切開を加えて Gilbert type Ⅰ の背側型，中側骨間靱帯の背側を通り骨間筋の底側を通る type Ⅱ，底側中足骨動脈が中心の type Ⅲ を確定後，第 1 趾間を開いての操作を安全かつ容易にするために，第 1 足趾への足趾動脈を結紮する（図4）．趾神経は近位では固有趾動脈分岐部で切離する．足趾 PIP 関節では，近位方向への静脈，動脈の長さは 5 cm あれば十分である．第 2 足趾の内側固有趾神経，血管束を周囲軟部組織につけて関節側に残すように皮膚から剝離する．神経は血管束と剝離せず，共に DIP 関節部で切離する．外側の神経血管束は中節骨，基節骨の横走動脈に注意

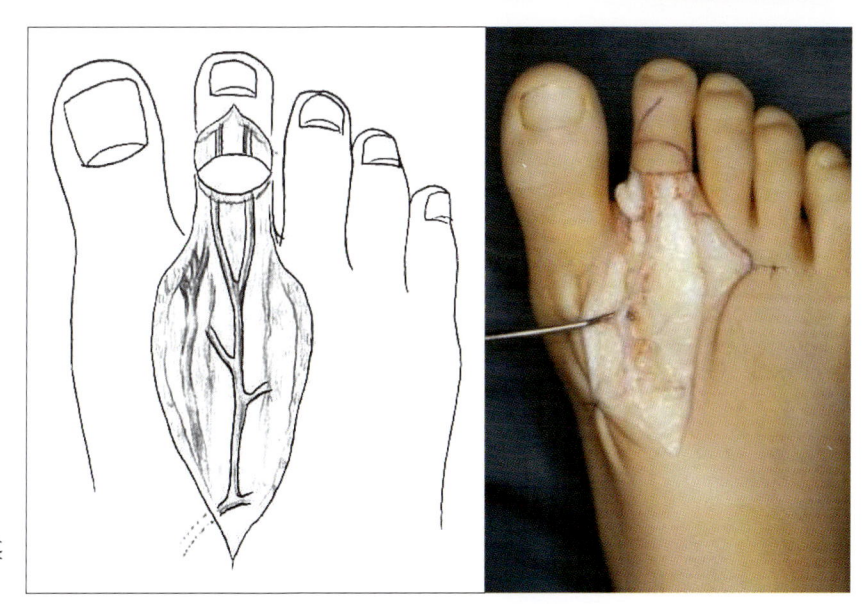

図 3.
背側静脈茎

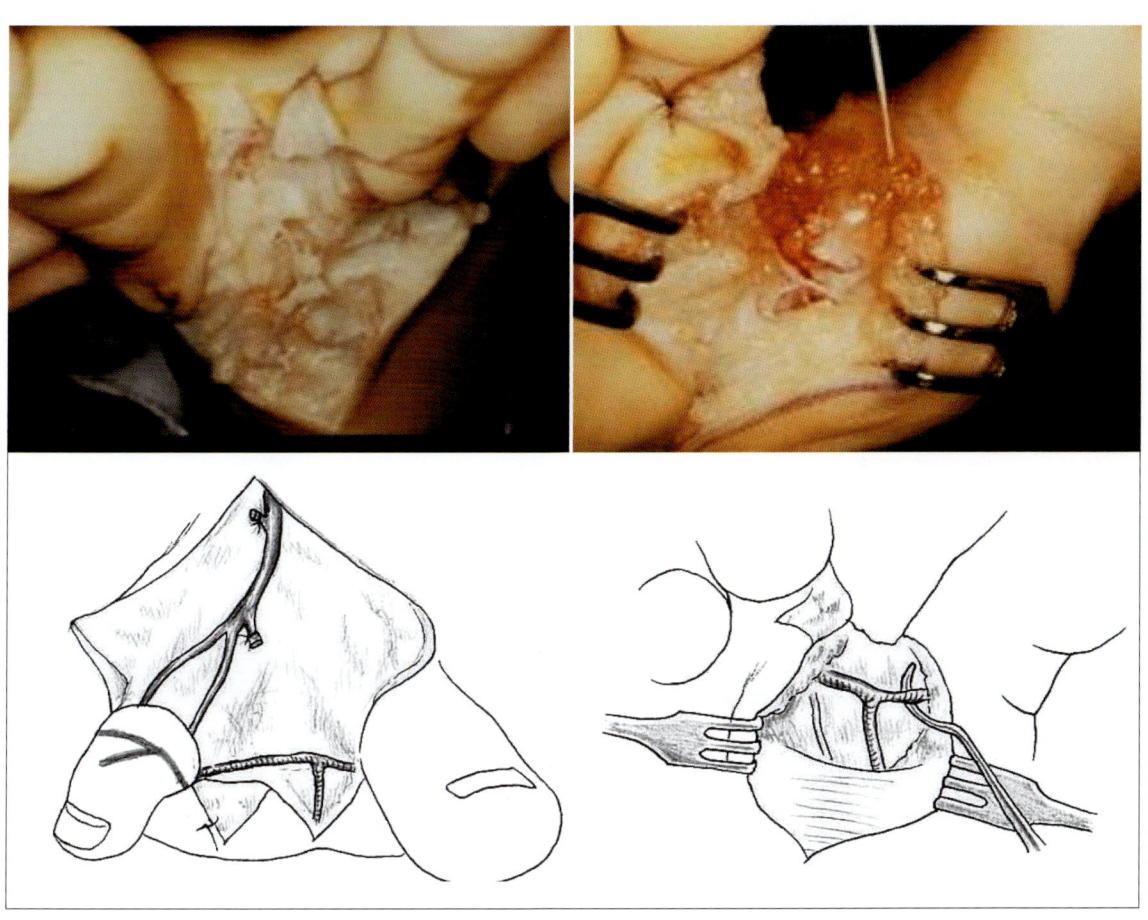

図 4. 動脈茎の展開. 母趾への動脈結紮

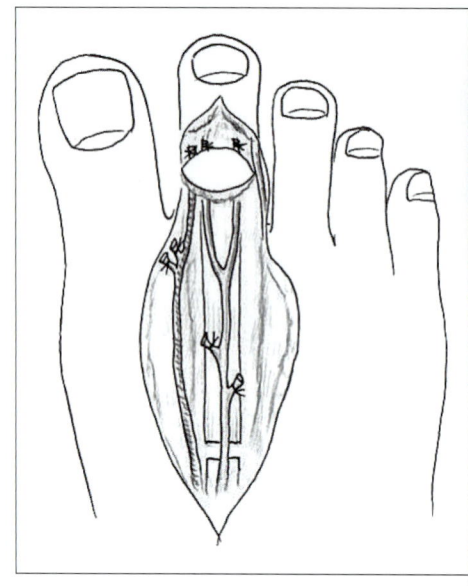

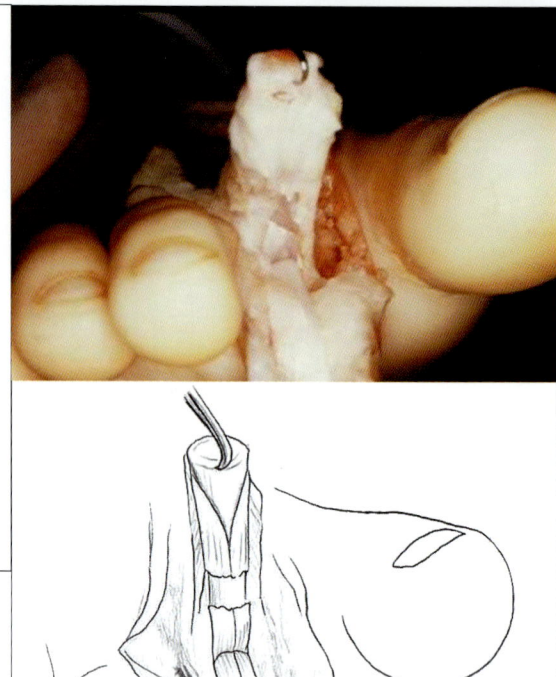

図 5.
伸筋腱切離，掌側屈筋腱切離

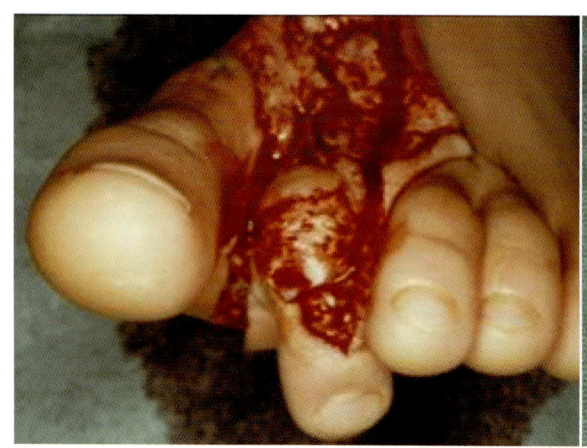

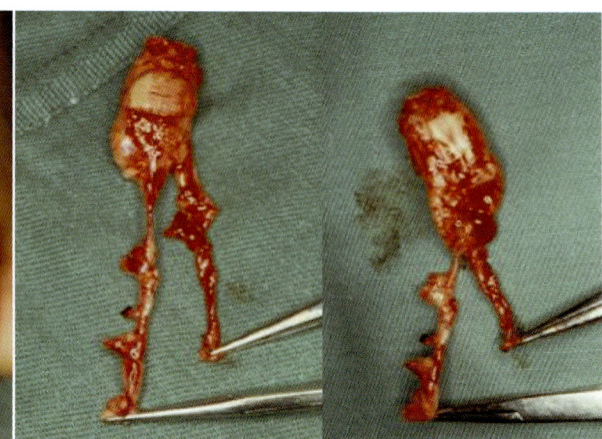

図 6. タニケットを外し血行確認後，関節を採取

しながら採取関節から剝離し趾側に含める．長趾伸筋腱は遠位部では骨切離部で切離，近位部では必要な長さで切離する．遠位の骨切りを行ってから底側部の剝離を行った方が容易である(図5)．底側部で靱帯性腱鞘を切離し長趾屈筋腱は温存し，短趾屈筋腱の付着部を残す．移植された場合の指屈筋腱の滑走床を形成するため short vinculum で切離する．屈筋腱を含めて移植する場合は，腱鞘および短指屈筋腱を含めて関節を採取する．最後に基節骨部で骨切りし，移植足趾 PIP 関節を動静脈茎のみとし，止血帯を解除しモニター皮弁の血行を確認する(図6)．十分に止血した後で動静脈を切離するが，動静脈が捻れないようにピオクタニンなどで印をつける．

図 7.
指側の皮切と掌側板切除

2. 手指側の準備

　指側は中節部から基節部へ背側縦皮膚切開で行う．または皮弁などを利用した皮膚切開を用いる．足趾関節移植適応の指関節では，伸筋腱の側索はDIP 関節の伸展に重要であるため，できる限り温存する．中央索は近位骨切り部より近位で切離する．切除された PIP 関節の掌側軟骨板は確実に切除し，術後の移植関節の屈曲傾向を軽減させる（図 7）．移植関節が切除関節より長いと移植関節が屈曲傾向になるため，損傷関節の切除範囲を移植関節より 3〜5 mm 長めにする．関節切除部は隣接指の PIP 関節の高さに合わせることが大切である．静脈吻合は MP 関節の近位背側皮下静脈に行う．縦皮膚切開を置き関節移植部との間に皮下トンネルを作成する．皮下トンネルは通す静脈が圧迫を受けないように十分に広くする必要がある．また掌側 MP 関節部に吻合する掌側総指動脈を剝離する．背側から動脈吻合部に lateral band 表層に皮下トンネルを作成しておく．手指の展開が終わったら止血帯を解除し止血を行う．

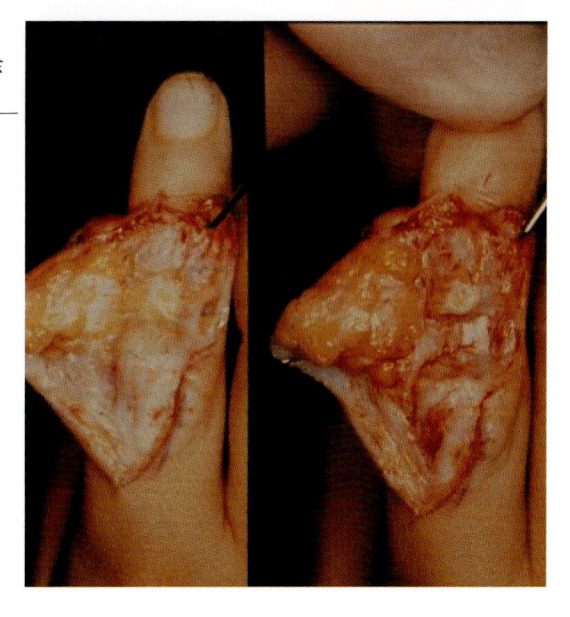

3. 移　植

　足趾関節を手指 PIP に移植する際には，まず骨接合が重要である．遠位部をキルシュナー鋼線でクリスクロス，または interosseous wiring を行って強固に骨固定を行う（図 8）．Lateral band が欠損している場合は DIP 関節の腱固定を目的に，足趾関節側の terminal tendon と lateral band を縫合する．近位側の骨接合は，足趾と指の基節骨の横径差があるため骨接合には注意が必要であ

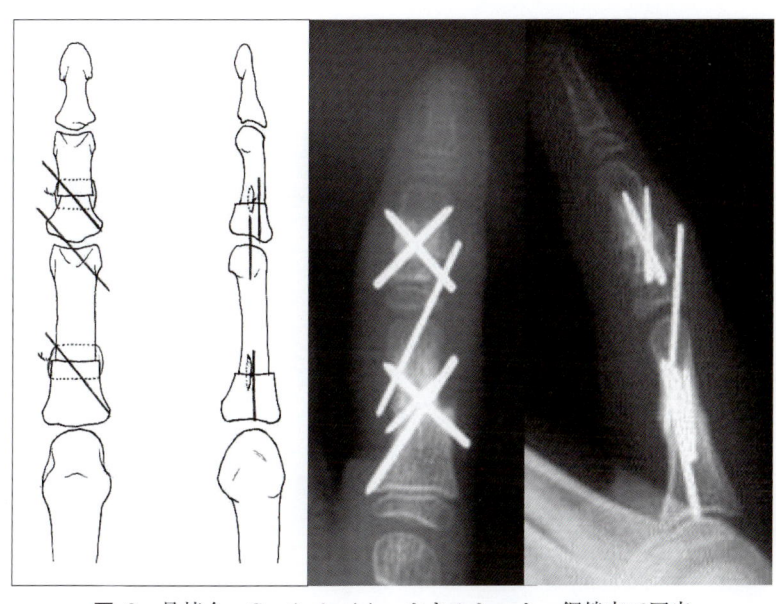

図 8．骨接合．Cortical wiring やキルシュナー鋼線内で固定

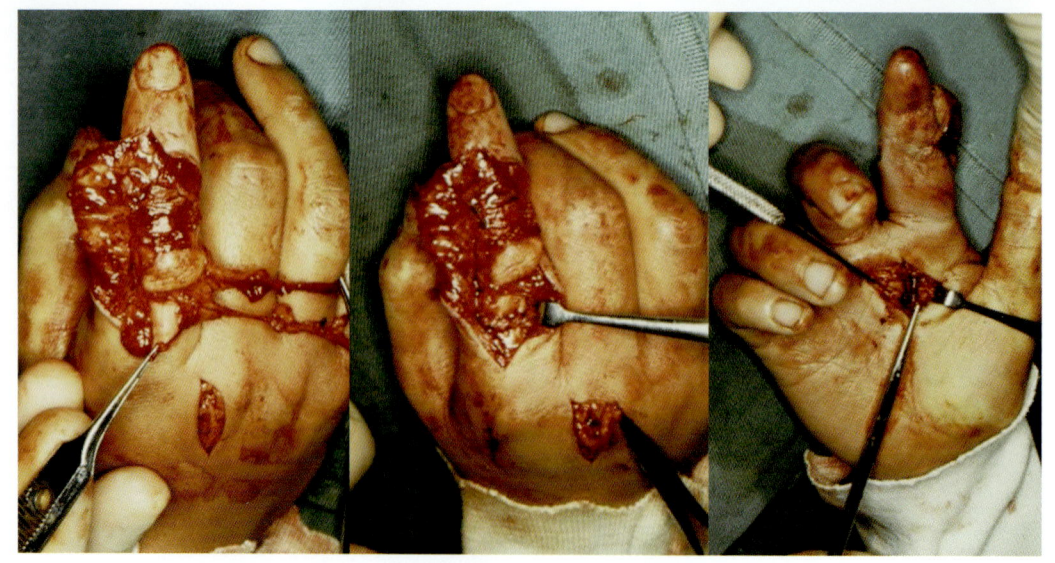

図 9. 骨接合, 伸筋腱縫合後
皮下トンネルを通して静脈茎は手背に動脈茎は掌側に誘導

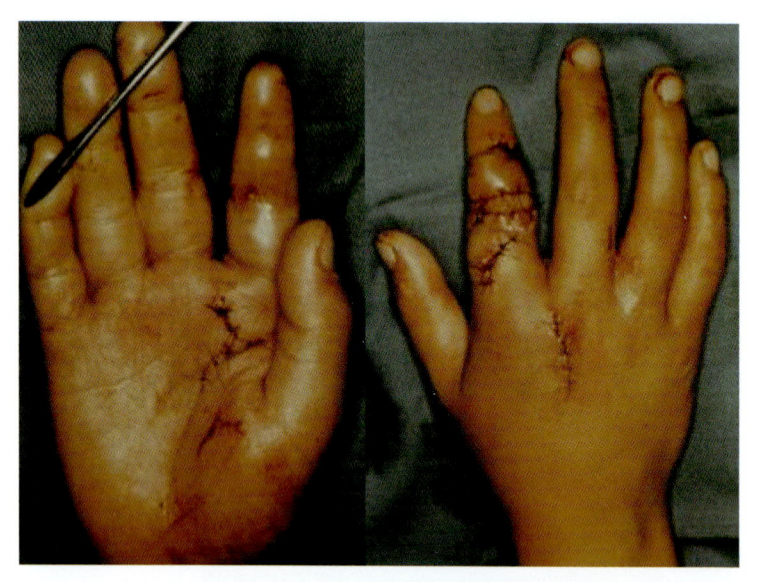

図 10.
静脈茎吻合, 動脈吻合を行う. 背側島状皮弁には皮弁や植皮を行う.

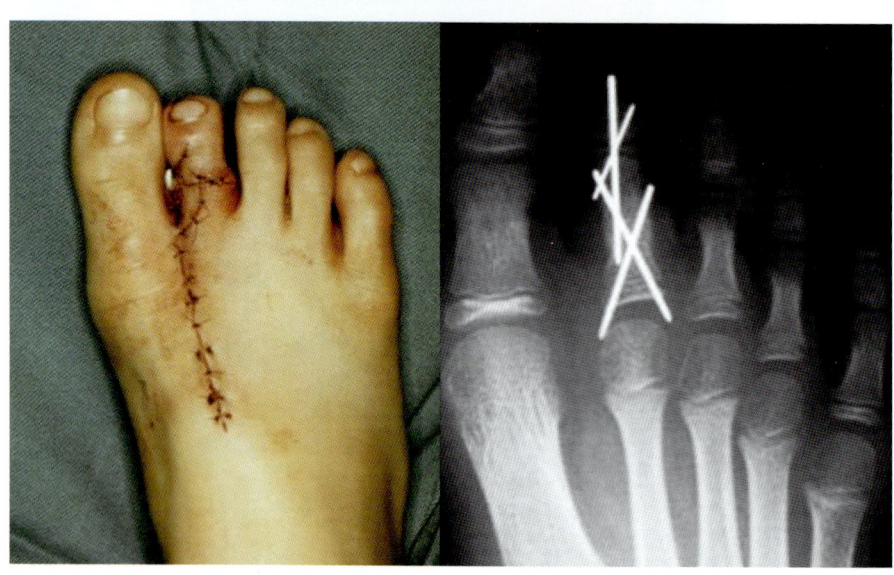

図 11.
足趾の再建

る．また移植関節の長さを再度確認し，緊張が強ければ再度，移植関節の長さを調節することが必要である．近位部と同様に骨接合を行うが，指が交叉しないように回旋に注意する．骨接合後，骨膜はできる限り縫合しておく．伸筋腱縫合は編み込み縫合などを用いて，強い緊張で完全伸展できるように縫合する．伸筋腱縫合後，移植 PIP 関節を 1.0 mm キルシュナー鋼線により最大伸展位で仮固定する．血管茎の捻れに注意しながら，静脈は背側の皮下トンネルを通して手背側に，また動脈は指間の皮下トンネルを通して掌側へ通し，皮膚縫合を行うまで血管断端をナイロンで血管吻合部付近に緊張をかけて仮縫合しておく(図 9)．動静脈縫合部を除く皮膚縫合を行う．モニター皮弁の入る部位を確認し，過度の緊張が加わらないように植皮を利用する(図 10)．静脈，動脈どちらから吻合してもよいが，血管吻合までの時間が長くかからなければ通常は静脈から吻合している．他の組織移植と同様に静脈は弱い緊張で，動脈はやや強い緊張で吻合し，吻合後の動脈の蛇行に注意する．足趾の再建は別チームが平行して行う．指から摘出した基節骨，または腸骨を用いて再建する．皮膚が縫合できるように 1 cm 程度短縮して再建する(図 11)．

後療法

3〜4 週間の固定後，キルシュナー鋼線を抜去し，可動域訓練を開始する．MP 関節，PIP 関節，DIP 関節は夜間伸展位を保持させ，MP 関節の過伸展防止，アウトリガーなどを用いた PIP 関節が伸展する装具療法を行う．屈曲よりも伸展中心の可動域訓練を行う．

追加手術

足側の皮膚壊死に対して植皮術，皮弁形成術などが必要な場合がある．伸筋腱に対する腱剝離術を行っても指の屈曲傾向は防ぐことができないが，屈筋腱剝離術は屈曲角度の獲得に有効である．

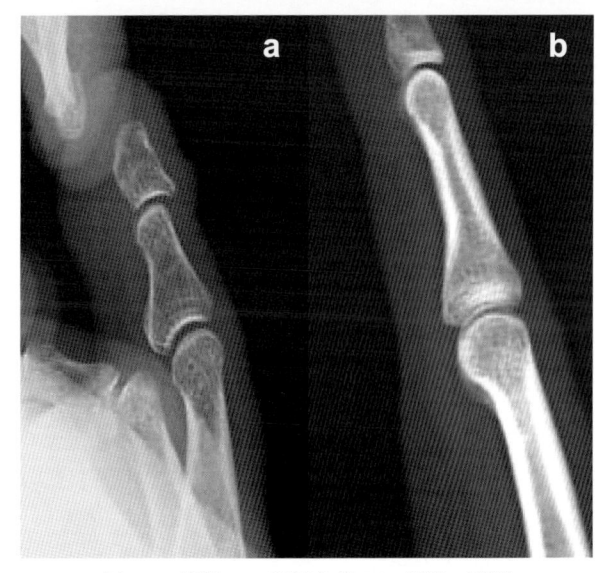

図 12．足趾 PIP 関節と指 PIP 関節の形態
a：足趾　　b：指

術後成績

指 PIP 関節に対する第 2 足趾 PIP 関節移植の長期成績(最長 22 年，平均 15 年の 11 関節)では，伸展平均 −41°から屈曲平均 88°と 47°の可動域が保たれており，疼痛はなく，握力も健側比 90%であった．Charcot 関節様の骨破壊を認めた症例はなく，関節裂隙は保たれていた[13]．

問題点

足趾 PIP 関節は指 PIP 関節と解剖学的に異なり屈曲傾向にあり，関節可動域も狭い(図 12)．そのため移植関節の屈曲傾向が問題となる．伸筋腱を編み込み縫合などで強固に縫合すること，術後 1 か月は最大伸展位で関節を仮固定すること，リハビリは屈曲よりも伸展を中心に行うことで，屈曲傾向を防ぐことが重要である[13]．

参考文献

1) Buncke, H.J., et al.：The fate of autogenous whole joints transplanted by microvascular anastomosis. Plast Reconstr Surg. **39**：333-341, 1967.
2) Tsai, T.M., et al.：Vascularized autogenous whole joint transfer in the hand. A clinical study. J Hand Surg. **7**：335-342, 1982.

3) O'Brien, B., et al. : Free vascularized small joint transfer to the hand. J Hand Surg. **9A** : 634-641, 1984.
4) 渡辺政則ほか：自家関節移植の基礎的研究　血行動態の解剖学的検索．整形外科．**29**：1317-1320, 1978.
5) 渡辺政則ほか：手における血管茎付き自家関節移植例の検討．整・災外．**24**：703-715, 1981.
6) 渡辺政則：微小血管吻合を用いる趾関節による置換の実験的および臨床的研究．日整会誌．**62**：495-510, 1988.
7) Yoshizu, T., et al. : Experimental study and clinical application of free toe joint transplantation with vascular anastomosis. Tubiana, R., ed. The Hand. vol. II, 685-697, Saunders, 1985.
8) 関　利明ほか：骨端軟骨板が開存する血管茎付き自家関節移植後の長期成績．日手会誌．**4**：300-304, 1987.
9) Singer, D.I., et al. : Long-term follow up of free vascularized joint transfers to the hand in children. J Hand Surg. **13A** : 776-783, 1988.
10) 生田義和ほか：骨・関節の移植．微小外科．第2版．314-332, 南江堂，1993.
11) Yoshizu, T., et al. : Toe joint. Experimental and clinical reconstructive microsurgery. Tamai, S., ed. 373-378, Springer, 2003.
12) 吉津孝衛：手への血管柄付趾関節移植の検討．関節外科．**12**：63-75, 1993.
13) Tsubokawa, N., et al. : Long-term results of free vascularized second toe joints transfers to finger proximal interphalangeal joints. J Hand Surg. **28A** : 443-447, 2003.

FAXによる注文・住所変更届け

改定：2015年1月

毎度ご購読いただきましてありがとうございます．
読者の皆様方に小社の本をより確実にお届けさせていただくために，FAXでのご注文・住所変更届けを受けつけております．この機会に是非ご利用ください．

◉ご利用方法

FAX専用注文書・住所変更届けは，そのまま切り離してFAX用紙としてご利用ください．また，注文の場合手続き終了後，ご購入商品と郵便振替用紙を同封してお送りいたします．**代金が5,000円をこえる場合，代金引換便とさせて頂きます．**その他，申し込み・変更届けの方法は電話，郵便はがきも同様です．

◉代金引換について

本の代金が5,000円をこえる場合，代金引換とさせて頂きます．配達員が商品をお届けした際に，現金またはクレジットカード・デビットカードにて代金を配達員にお支払い下さい(本の代金＋消費税＋送料)．(※年間定期購読と同時に5,000円をこえるご注文を頂いた場合は代金引換とはなりません．郵便振替用紙を同封して発送いたします．代金後払いという形になります．送料は定期購読を含むご注文の場合は頂きません)

◉年間定期購読のお申し込みについて

年間定期購読は，1年分を前金で頂いておりますため，代金引換とはなりません．郵便振替用紙を本と同封または別送いたします．送料無料，また何月号からでもお申込み頂けます．
毎年末，次年度定期購読のご案内をお送りいたしますので，定期購読更新のお手間が非常に少なく済みます．

◉住所変更届けについて

年間購読をお申し込みされております方は，その期間中お届け先が変更します際，必ずご連絡下さいますようよろしくお願い致します．

◉取消，変更について

取消，変更につきましては，お早めにFAX，お電話でお知らせ下さい．
返品は，原則として受けつけておりませんが，返品の場合の郵送料はお客様負担とさせていただきます．その際は必ず小社へご連絡ください．

◉ご送本について

ご送本につきましては，ご注文がありましてから約1週間前後とみていただきたいと思います．お急ぎの方は，ご注文の際にその旨をご記入ください．至急送らせていただきます．2～3日でお手元に届くように手配いたします．

◉個人情報の利用目的

お客様から収集させていただいた個人情報，ご注文情報は本サービスを提供する目的(本の発送，ご注文内容の確認，問い合わせに対しての回答等)以外には利用することはございません．

その他，ご不明な点は小社までご連絡ください．

株式会社 全日本病院出版会　〒113-0033 東京都文京区本郷3-16-4-7F
電話03(5689)5989　FAX03(5689)8030　郵便振替口座00160-9-58753

FAX 専用注文書

皮膚・形成 1511　　　年　月　日

○印	雑誌・書籍名	定価(税込)	冊数
	PEPARS　年間定期購読お申し込み(送料弊社負担) 2016年1月～12月（No.109～120；年間12冊）	41,040円	
	PEPARS No.100　皮膚外科のための皮膚軟部腫瘍診断の基礎	5,400円	
	PEPARS No.99　美容外科・抗加齢医療―基本から最先端まで―	5,400円	
	PEPARS バックナンバー（号数とご入り用の冊数をご記入ください） No.		
	Monthly Book Derma.　年間定期購読お申込み(送料弊社負担) 2016年1月～12月（No.239～251；年間13冊）	40,716円	
	MB Derma. No.236　実践 子どもの皮膚科外来	5,184円	
	MB Derma. No.229　日常皮膚診療に役立つアレルギー百科	5,832円	
	MB Derma. バックナンバー（号数とご入り用の冊数をご記入ください） No.		
	Monthly Book OCULISTA　年間定期購読お申し込み(送料弊社負担) 2016年1月～12月（No.34～45；計12冊）	38,880円	
	複合性局所疼痛症候群(CRPS)をもっと知ろう 新刊	4,860円	
	カラーアトラス 乳房外Paget病―その素顔― 新刊	9,720円	
	こどものスポーツ外来―親もナットク！このケア・この説明― 新刊	6,912円	
	スキルアップ！ニキビ治療実践マニュアル 新刊	5,616円	
	今さら聞けない！小児のみみ・はな・のど診療Q&A　Ⅰ巻 新刊	6,264円	
	今さら聞けない！小児のみみ・はな・のど診療Q&A　Ⅱ巻 新刊	6,264円	
	超アトラス眼瞼手術―眼科・形成外科の考えるポイント―	10,584円	
	実践アトラス 美容外科注入治療	8,100円	
	見逃さない！骨・軟部腫瘍外科画像アトラス	6,480円	
	イチからはじめる美容医療機器の理論と実践	6,480円	
	見落とさない！見間違えない！この皮膚病変	6,480円	
	アトラスきずのきれいな治し方 改訂第二版	5,400円	
	図説 実践手の外科治療	8,640円	
	腋臭症・多汗症治療実践マニュアル	5,832円	
	匠に学ぶ皮膚科外用療法	7,020円	
	使える皮弁術―適応から挙上法まで―　上巻	12,960円	
	使える皮弁術―適応から挙上法まで―　下巻	12,960円	
	目で見る口唇裂手術	4,860円	
	多血小板血漿(PRP)療法入門	4,860円	
	瘢痕・ケロイド治療ジャーナル　No.		

お名前：フリガナ　　　印　　　診療科：

ご送付先：〒　－　　□自宅　□お勤め先

電話番号：　　　□自宅　□お勤め先

バックナンバー・書籍合計 5,000円以上のご注文は代金引換発送になります

―お問い合わせ先―
(株)全日本病院出版会営業部
電話 03(5689)5989
FAX 03(5689)8030

全日本病院出版会行
FAX 03-5689-8030

年　月　日

住所変更届け

お名前	フリガナ	
お客様番号		毎回お送りしています封筒のお名前の右上に印字されております8ケタの番号をご記入下さい。
新お届け先	〒　　　　都道府県	
新電話番号	（　　　）	
変更日付	年　月　日より	月号より
旧お届け先	〒	

※ 年間購読を注文されております雑誌・書籍名に✓を付けて下さい。
- ☐ Monthly Book Orthopaedics（月刊誌）
- ☐ Monthly Book Derma.（月刊誌）
- ☐ 整形外科最小侵襲手術ジャーナル（季刊誌）
- ☐ Monthly Book Medical Rehabilitation（月刊誌）
- ☐ Monthly Book ENTONI（月刊誌）
- ☐ PEPARS（月刊誌）
- ☐ Monthly Book OCULISTA（月刊誌）

FAX 03-5689-8030
全日本病院出版会行

PEPARS

2007 年
- No. 14　縫合の基本手技　**増大号**
　　　　編集／山本有平

2010 年
- No. 37　穿通枝皮弁マニュアル　**増大号**
　　　　編集／木股敬裕
- No. 40　手の外傷
　　　　編集／石川浩三

2011 年
- No. 51　眼瞼の退行性疾患に対する眼形成外科手術　**増大号**
　　　　編集／村上正洋・矢部比呂夫
- No. 54　形成外科手術　麻酔パーフェクトガイド
　　　　編集／渡辺克益
- No. 58　Local flap method
　　　　編集／秋元正宇

2012 年
- No. 61　救急で扱う顔面外傷治療マニュアル
　　　　編集／久徳茂雄
- No. 62　外来で役立つ　にきび治療マニュアル
　　　　編集／山下理絵
- No. 63　日常形成外科診療における私の工夫
　　　　―術前・術中編―　**増大号**
　　　　編集／上田晃一
- No. 64　いかに皮弁をきれいに仕上げるか
　　　　―私の工夫―
　　　　編集／村上隆一
- No. 65　美容外科的観点から考える口唇口蓋裂形成術
　　　　編集／百束比古
- No. 66　Plastic Handsurgery 形成手外科
　　　　編集／平瀬雄一
- No. 67　ボディの美容外科
　　　　編集／倉片　優
- No. 68　レーザー・光治療マニュアル
　　　　編集／清水祐紀
- No. 69　イチから始めるマイクロサージャリー
　　　　編集／上田和毅
- No. 70　形成外科治療に必要なくすりの知識
　　　　編集／宮坂宗男
- No. 71　血管腫・血管奇形治療マニュアル
　　　　編集／佐々木　了
- No. 72　実践的局所麻酔―私のコツ―
　　　　編集／内田　満

2013 年
- No. 73　形成外科における MDCT の応用
　　　　編集／三鍋俊春
- No. 74　躯幹の先天異常治療マニュアル
　　　　編集／野口昌彦
- No. 75　ここが知りたい！顔面の Rejuvenation
　　　　―患者さんからの希望を中心に―　**増大号**
　　　　編集／新橋　武
- No. 76　Oncoplastic Skin Surgery
　　　　―私ならこう治す！
　　　　編集／山本有平
- No. 77　脂肪注入術と合併症
　　　　編集／市田正成
- No. 78　神経修復法―基本知識と実践手技―
　　　　編集／柏　克彦
- No. 79　褥瘡の治療　実践マニュアル
　　　　編集／梶川明義
- No. 80　マイクロサージャリーにおける合併症と
　　　　その対策
　　　　編集／関堂　充
- No. 81　フィラーの正しい使い方と合併症への対応
　　　　編集／征矢野進一
- No. 82　創傷治療マニュアル
　　　　編集／松崎恭一
- No. 83　形成外科における手術スケジュール
　　　　―エキスパートの周術期管理―
　　　　編集／中川雅裕
- No. 84　乳房再建術 update
　　　　編集／酒井成身

2014 年
- No. 85　糖尿病性足潰瘍の局所治療の実践
　　　　編集／寺師浩人
- No. 86　爪―おさえておきたい治療のコツ―
　　　　編集／黒川正人
- No. 87　眼瞼の美容外科　手術手技アトラス　**増大号**
　　　　編集／野平久仁彦
- No. 88　コツがわかる！形成外科の基本手技
　　　　―後期臨床研修医・外科系医師のために―
　　　　編集／上田晃一
- No. 89　口唇裂初回手術
　　　　―最近の術式とその中期的結果―
　　　　編集／杠　俊介
- No. 90　顔面の軟部組織損傷治療のコツ
　　　　編集／江口智明
- No. 91　イチから始める手外科基本手技
　　　　編集／高見昌司

バックナンバー一覧

No. 92　顔面神経麻痺の治療 update
　　　　編集／田中一郎
No. 93　皮弁による難治性潰瘍の治療
　　　　編集／亀井　譲
No. 94　露出部深達性熱傷・後遺症の手術適応と
　　　　治療法
　　　　編集／横尾和久
No. 95　有茎穿通枝皮弁による四肢の再建
　　　　編集／光嶋　勲
No. 96　口蓋裂の初回手術マニュアル
　　　　―コツと工夫―
　　　　編集／土佐泰祥

2015 年
No. 97　陰圧閉鎖療法の理論と実際
　　　　編集／清川兼輔
No. 98　臨床に役立つ 毛髪治療 update
　　　　編集／武田　啓
No. 99　美容外科・抗加齢医療
　　　　―基本から最先端まで― 【増大号】
　　　　編集／百束比古
No. 100　皮膚外科のための皮膚軟部腫瘍診断の
　　　　基礎 【臨時増大号】
　　　　編集／林　礼人
No. 101　大腿部から採取できる皮弁による再建
　　　　編集／大西　清
No. 102　小児の頭頚部メラニン系あざ治療のス
　　　　トラテジー
　　　　編集／渡邊彰二

No. 103　手足の先天異常はこう治療する
　　　　編集／福本恵三
No. 104　これを読めばすべてがわかる！骨移植
　　　　編集／上田晃一
No. 105　鼻の美容外科
　　　　編集／菅原康志
No. 106　thin flap の整容的再建
　　　　編集／村上隆一

各号定価 3,240 円．但し，No. 14, 37, 51, 63, 75, 87, 99, 100 は増大号のため，定価 5,400 円．
在庫僅少品もございます．品切の場合はご容赦ください．

（2015 年 11 月現在）

本頁に掲載されていないバックナンバーにつきましては，弊社ホームページ（http://www.zenniti.com）をご覧下さい．

全日本病院出版会　　検　索　click

2016 年 年間購読 受付中！
年間購読料　41,040 円（消費税込）（送料弊社負担）
（通常号 11 冊，増大号 1 冊：合計 12 冊）

次号予告

外科系における PC 活用術

No. 108（2015 年 12 月号）
編集／日本医科大学千葉北総病院教授　秋元　正宇

Photoshop®によるイラストレーション入門　…………………加持　秀明	一般向け 3 次元プリンターの応用　…………………曽束　洋平ほか
PowerPoint によるメディカルイラストレーション入門………小野　真平	3D プリンタを用いた再建手術…五谷　寛之
手術記録と PC 利用……………梅澤　裕己	FileMaker の活用　PDF の活用…菅原　康志
簡易で効率的な手術記録の電子化：ペンタブレットの有用性………朝日林太郎ほか	形成外科医のためのエクセルの使い方　…………………秋元　正宇
バイオメカ的解析技術を応用したケロイド・肥厚性瘢痕の治療…永竿　智久ほか	装着型デバイスの応用～近未来の手術支援　…………………板宮　朋基
有限要素法によるシミュレーション入門　…………………秋元　正宇	医用統計ソフトのいろいろとその正しい使い方　…………………早坂　明哲
3 次元スキャナの臨床応用………彦坂　信ほか	PC の情報セキュリティ：情報事故を起こさないために～PC とわたしの 10 の約束……………秋元　正宇
画像データの 3 次元化ツール『OsiriX』を使いこなす……………中尾　淳一ほか	

編集顧問：栗原邦弘　東京慈恵会医科大学前教授
　　　　　中島龍夫　慶應義塾大学名誉教授
編集主幹：百束比古　日本医科大学名誉教授
　　　　　光嶋　勲　東京大学教授
　　　　　上田晃一　大阪医科大学教授

No. 107　編集企画：
　　長谷川健二郎　川崎医科大学手外科・再建整形外科学教授

PEPARS No. 107

2015 年 11 月 10 日発行（毎月 1 回 10 日発行）
定価は表紙に表示してあります．
Printed in Japan

Ⓒ ZEN・NIHONBYOIN・SHUPPANKAI, 2015

発行者　末　定　広　光
発行所　株式会社　全日本病院出版会
〒 113-0033　東京都文京区本郷 3 丁目 16 番 4 号
　　電話（03）5689-5989　Fax（03）5689-8030
　　郵便振替口座 00160-9-58753

印刷・製本　三報社印刷株式会社　　電話（03）3637-0005
広告取扱店　㈱日本医学広告社　　　電話（03）5226-2791

- 本誌に掲載する著作物の複製権・翻訳権・上映権・譲渡権・公衆送信権（送信可能化権を含む）は株式会社全日本病院出版会が保有します．
- JCOPY ＜（社）出版者著作権管理機構　委託出版物＞
  本誌の無断複写は著作権法上での例外を除き禁じられています．複写される場合は，そのつど事前に，（社）出版者著作権管理機構（電話 03-3513-6969，FAX 03-3513-6979，e-mail: info@jcopy.or.jp）の許諾を得てください．
- 本誌をスキャン，デジタルデータ化することは複製に当たり，著作権法上の例外を除き違法です．代行業者等の第三者に依頼して同行為をすることも認められておりません．